糖尿病慢性并发症中西医结合防治丛书

总主编　张　昱　罗增刚　杨晓晖

糖尿病性心血管病

主　编　张　燕
副主编　刘稀伟
编　委　胡国庆　李　炼　范　乐
　　　　李德勇　戴晓晨

科学技术文献出版社
Scientific and Technical Documents Publishing House
北　京

(京)新登字130号

内 容 简 介

本书主要论述了糖尿病与心血管病所涉及的基础和临床，以及近年来的研究进展，包括流行病学、危险因素、病理学特征、脂代谢紊乱、动脉硬化、心肌缺血、心肌病、自主神经病变及高血压病等。同时论述了中医对上述疾病的病因、病机、辨证论治、处方用药及辨证调护等。

适于临床内科医生、糖尿病及心血管病专科医生、中西医结合医院临床工作者与糖尿病患者及其家属阅读和参考。

科学技术文献出版社是国家科学技术部系统唯一一家中央级综合性科技出版机构，我们所有的努力都是为了使您增长知识和才干。

前　言

世界卫生组织的统计数据显示，目前全世界有超过2.2亿的糖尿病患者。中国等发展中国家随着经济的发展和人民生活方式的改变，糖尿病的发病率正在成倍地增加。糖尿病已经成为威胁人类健康的重大疾病之一。糖尿病致残致死原因已经由原来的感染、酮症酸中毒、低血糖等，逐渐上升至包括心脑血管病在内的多种疾病。现阶段各国专家已经达成共识，糖尿病是心血管病的等危症，有50%的糖尿病患者在确诊糖尿病时，就已经存在大血管疾病。同时存在心血管病和糖尿病的患者，其病情较重，治疗困难，预后差且病死率高。因此，如何提高这部分患者的生活及生存质量，已经成为临床医生的治疗目标，同时也是广大患者所期待的。

本书主要论述了糖尿病与心血管病领域所涉及的基础和临床，以及近年来的研究进展，包括流行病学、危险因素、病理学特征、脂代谢紊乱、动脉硬化、心肌缺血、心肌病、自主神经病变及高血压病等。除了从西医角度详细论述之外，还从中医角度论述了“糖尿病与心血管病”、“糖尿病与高血压病”的病因病机、辨证论治、处方用药及辨证调护情况，阐明了中西医结合治疗“糖尿病与心血管病”的优势及方法。

愿本书能够成为广大临床内科医生、糖尿病及心血管专科医生喜欢和有用的参考书，特别推荐给中西医结合医院的临床工作者。由于本书编者大多是中医药院校毕业，毕业后长期从事中西医临床、教学及科研工作，对于西医部分所述内容可能不够系统及深入，不足之处，请大家参考权威书籍。

目录

第一章　糖尿病性心血管病的流行病学

一、概　述

糖尿病是一种常见的内分泌代谢疾病，随着我国经济的发展和居民生活水平的提高及人口老龄化进程的加速，我国糖尿病的患病率呈快速增长趋势，估计全国现有糖尿病患者已超过 4 000 万人，占全球糖尿病患者的 1/5，已成为继心脑血管疾病、肿瘤之后另一个严重危害人民健康的多发病。糖尿病的危害主要在于其引起的各种并发症，如冠状动脉粥样硬化性心脏病、心力衰竭、高血压病、肾病、脑卒中等。其中心血管病是糖尿病患者死亡的主要原因，糖尿病是心血管病的等危症。与年龄匹配的非糖尿病病人相比，糖尿病病人的心血管突发事件的发生率高 2～4 倍。过去的 20 年美国心血管病死亡率有一定下降，但糖尿病引起的心血管病死亡率仍处于升高趋势，而心血管病包括冠状动脉粥样硬化性心脏病，脑血管病和外周血管病变是糖尿病的主要死亡原因。糖尿病患者常存在多种心血管危险因素，可以加速心血管病的进展。一些针对心血管病的治疗措施可以显著降低糖尿病患者的死亡率和病死率。糖尿病患者心血管病患病率为 50％，65％的糖尿病患者死于心血管病。UKPDS 研究显示，糖尿病患者发生冠状动脉粥样硬化性心脏病风险增加与多种危险因素有关，其中包括血脂代谢异常、高血压、高血糖、胰岛素抵抗、肥胖、炎症反应等。

二、糖尿病性心血管病的流行病学

(一)冠状动脉粥样硬化性心脏病

冠状动脉粥样硬化性心脏病(简称冠心病,CHD)是糖尿病的主要大血管合并症之一,也是糖尿病患者死亡的最常见原因,与非糖尿病患者相比,糖尿病患者冠心病的发病率明显升高,而且预后较差,致死性冠状动脉事件发生率增加2～5倍。据报道,糖尿病并发冠心病的比率高达72.3%,约有50%的2型糖尿病患者在确诊时已经存在冠状动脉的损伤。中华医学会糖尿病学分会2001年组织对4城市10家医院的住院糖尿病患者并发症患病率进行调查,93%的患者并发心血管病,其中冠心病的患病率为25.1%,并发心血管病的患者75%死于冠心病;2001年美国国家成人胆固醇教育计划第三次报告明确提出"糖尿病是冠心病的等危症"。冠心病的发病率与年龄有关,NHIS研究显示,冠心病的患病率:18～44岁为3%,45～60岁为14%,65岁以上为20%,女性冠心病患病率较男性高,且糖尿病对女性患者心血管系统的损害尤为严重,到绝经前女性自身激素抗动脉硬化作用几乎完全消失。JOSLIN糖尿病中的资料显示,糖尿病患者冠心病死亡率增高出现在30岁以后,30岁以后的病变进展速度及死亡率明显增加,55岁时有35%的糖尿病患者死于冠心病。

冠状动脉粥样硬化性心脏病通常是指冠状动脉粥样斑块及斑块破裂出血和血栓形成,引起心肌缺血和坏死的疾病,常见的类型有:慢性稳定性心绞痛、急性冠状动脉综合征(不稳定型心绞痛、非ST段抬高型心肌梗死及急性心肌梗死)。

（二）高血压病

糖尿病合并高血压病的患病率逐年增加，在糖尿病人群中，高血压病的发生率是非糖尿病人群的2倍。据WHO报道，糖尿病患者中高血压病的患病率为20%～62%。加拿大糖尿病患者高血压病的患病率为50%，美国糖尿病人群中，约30%的患者合并患有高血压病。据统计资料显示，我国糖尿病患者合并高血压病的患病率为28.4%～48.1%。高血压病的发病率与年龄呈正相关，老年糖尿病患者高血压病的发生率逐渐增加。Christliob调查表明，30～40岁2型糖尿病患者中约有15%～20%合并有高血压病，但54岁以上的糖尿病患者，合并高血压病的患病率明显升高。性别对糖尿病患者高血压病的患病率也有一定影响。女性糖尿病患者高血压病患病率高于男性糖尿病患者。Turner等对1 226糖尿病患者调查显示，男、女糖尿病患者合并高血压病的患病率分别为40%和53%。糖尿病合并高血压病的患病率还存在种族差异性。UKPDS研究显示在2型糖尿病患者中，非洲裔患者的平均血压水平最高，印度裔患者的平均血压水平最低，而白种人患者的平均血压水平位居中等水平。

糖尿病和高血压病并存对心血管的危险有乘积效应。血压升高可使糖尿病患者的心血管风险增加近2倍，因此二者并存对于心血管的危害是正常人的4～8倍。当高血压病与糖尿病合并出现时，动脉粥样硬化的发生率可达50%，其中冠心病的发生率为25%，由此，因心血管病导致死亡的风险也显著升高。

（三）外周动脉病变

外周动脉疾病的病理学特征是动脉粥样硬化。糖尿病是外周动脉疾病最重要的危险因素之一，高血糖导致代谢异常，可直接引起动脉粥样硬化的发生。除脂代谢紊乱外，血管炎症和多种细胞类型的改变也可导致动脉粥样硬化。已有研究发现,C反应蛋白与糖尿病外周血管病变的发生有明显关系,而且发现糖耐量减低患者的C反应蛋白水平也呈增高趋势。这些变化会加重糖尿病患者出现血栓的危险。动脉粥样硬化可导致冠状动脉、脑血管及外周血管的疾病,是糖尿病患者死亡和致残的常见原因。外周动脉病变(PAD)通常指下肢动脉的阻塞性病变。大多数患者无明显症状,约1/3患者表现为活动时疼痛、间歇性跛行等,以后则逐渐发展为静息性疼痛,最终可导致组织坏死(坏疽)而需要截肢来保全性命。糖尿病患者发生外周血管病变的病理生理与非糖尿病患者相类似,但糖尿病患者外周血管动脉硬化的部位更趋向于肢体的远端,通常累及胫动脉。

所有流行病学研究显示,糖尿病患者外周动脉疾病发生率高于非糖尿病患者。美国的一些研究显示,在住院糖尿病患者中,其外周动脉疾病的发生率为3.3%,而非糖尿病患者外周动脉病变发生率仅为0.59%。据统计,美国约有1 200万外周动脉病变患者,其中20%~30%的患者合并糖尿病,其中无症状糖尿病患者外周动脉病变的发生率高于有症状的糖尿病患者。糖尿病发病的时间长短及严重程度与外周动脉病变相关,糖尿病病史越长,外周动脉病变发生的风险越高;血糖控制的好坏与外周动脉病变的发生亦有直接关系,控制好者其发生率低;反之,控制不好者其发生率则高。糖尿病伴外周血管病变的患者较非糖尿病患者更容易出现下肢的缺血性溃疡或坏疽,增加了患者截肢的危险性。糖尿病患者每年的截肢率为0.6%,糖尿病患者截肢的风险是非糖尿病患者的15倍。糖尿病伴外周血管病变的患者,特别是需要截肢的患者,其临床预后差,生活质量低。据统计,截肢后的糖尿病患者,3年死亡率为20%~50%,5年死亡率可高达39%~68%。国外有研究表明,外周动脉病变的发病率同时存在性别及种族差异性,糖尿病使间歇性跛行发生率在男性中增高3.5倍、在女性中则增高8.6倍,黑人及西班牙后裔外周动脉病变患病率明显高于白种人。糖尿病病程的长短及血糖控制的好坏与外周血管病变的发生率和程度呈强正相关,尤其是同时伴有高血压病或吸烟的男性患者,UKPDS研究表明糖化血红蛋白每增加1%,外周动脉病变患病率就增加28%。

(四)心力衰竭

心力衰竭(HF)是糖尿病患者最常见和最严重的并发症之一,糖尿病是发生心力衰竭和增加死亡的独立预测因素。即使在糖代谢紊乱阶段,无论是空腹血糖异常还是餐后血糖异常,均与心力衰竭的发生有关。由此,提示了糖代谢在心力衰竭的病理生理中起着重要的作用。在住院的心力衰竭患者中,合并糖尿病者占24%～47%。Framingham心脏研究显示,在45～74岁的人群中,与非糖尿病患者相比,糖尿病患者发生心力衰竭的比率在男性患者中可升高2.4倍、女性患者则升高5倍;另一研究显示,在年龄<65岁的患者中,与非糖尿病患者相比,男性糖尿病患者心力衰竭患病率升高4倍、女性患者升高8倍。曾有一项研究,入选了8 000余例没有心力衰竭的糖尿病患者,观察结果是每年心力衰竭的患病率为3.3%。在亚拉里马进行的一项研究显示,在住院的心力衰竭患者中合并糖尿病者占38%。糖尿病患者心肌梗死后心力衰竭发生率明显高于非糖尿病患者,且与梗死范围无关。GUSTO I研究显示,糖尿病患者中,ST段抬高型心肌梗死患者发生心力衰竭的危险性是非糖尿病患者发生心力衰竭危险性的2倍。临床实践证明:在所有急性冠状动脉综合征患者中,糖尿病均会增加心力衰竭的危险性。综上所述,糖尿病合并心力衰竭的流行病学有如下特点:①与非糖尿病患者相比,男性患者患病率增加2倍,女性患者患病率增加5倍;②与非糖尿病患者相比,老年糖尿病患者患病率升高1.3倍;③糖尿病患者HBAIC水平升高

1%,心力衰竭发生率增加 15%;④在 2 型糖尿病患者中,心力衰竭的发生率为 12%。

(五)心肌病

已有的流行病学、实验研究及临床均已证实,糖尿病与心肌病有关,并且这些患者发生心力衰竭的比率增高。Hamby 等发现,在 73 例冠状动脉造影正常的特发性心肌病患者中,其中 22%的患者合并糖尿病,而在年龄和性别相当、无心肌病的患者中,糖尿病发生率为 11%。病理检查发现,糖尿病心力衰竭患者存在心肌肥厚、毛细血管内皮改变、毛细血管基底膜增厚及间质纤维化等。超声心动图显示,左心室肥厚、组织纤维化、心脏收缩和舒张功能异常等情况,常常存在于糖尿病、微血管并发症和高血压病的患者中。患有糖尿病性心肌病明显增加了 Q 波与非 Q 波型心肌梗死患者的死亡率。SOLVD 研究显示,高达 26%的糖尿病患者发生心力衰竭;ATLAS 研究显示有 19%的糖尿病患者发生心力衰竭,说明糖尿病性心肌病的患病率呈现出逐渐升高的趋势。

三、糖尿病性心血管病的危险因素

(一)高血压

糖尿病与高血压病都是代谢综合征的组成部分,但高血压病的发病率远远高于糖尿病的发病率。糖尿病是冠心病的"等危症",当糖尿病合并高血压病时,会进一步加重心血管事件发生的危险性,心血管病是糖尿病患者主要的死亡原因,据统计约 80%的糖尿病患者死于心血管病。高血压会导致约 85%的糖尿病患者罹患心血管病,高血压病患者比血压正常的人群发生糖尿病的风险大。糖尿病伴高血压患者的数量是无高血压糖尿病患者的

2 倍，约 70％的糖尿病患者患有高血压病，并且其患病率随年龄的增长而升高。一项对 12 550 名成人大型前瞻性研究结果显示，高血压病患者患 2 型糖尿病的比率是无高血压病人群的 2.5 倍。UKPDS 研究结果显示，控制血压能显著减少糖尿病心血管事件的发生率，美国糖尿病协会建议，糖尿病患者血压控制目标为≤130/85mmHg。

（二）血脂异常

已有的诸多证据如多种危险因素干预试验（MRFIT）、PROCAM 显示，患有糖尿病时，血脂异常、胰岛素抵抗和高血糖一起成为动脉粥样硬化发生的危险因素。血脂及脂蛋白的异常在糖尿病人群中的发病率高于相应的非糖尿病患者，特别是在 2 型糖尿病患者中表现尤为突出，控制不良的 1 型糖尿病患者也可以出现血脂异常，通常将这种血脂异常称为糖尿病的血脂异常。Framingham 研究显示，糖尿病患者血脂异常是非糖尿病患者的 2～3 倍。Stern 等指出，约 60％的 2 型糖尿病患者存在血脂异常，但是只有低于 25％的患者能够得到早期诊断，其中只有低于 10％的患者接受治疗。

（三）高血糖

高血糖作为糖尿病患者的特征性表现，可加重胰岛素抵抗、加重糖尿病患者血管内皮功能的损伤、可促进动脉粥样硬化的发生、可促进血栓的形成，是加速大血管病变进程的主要原因之一。UKPDS 研究入选 3 867 例糖尿病患者，严格控制其血糖。结果发现：当 HbA_{1c} 每降低 0.9％时，心肌梗死发生率就会降低 16％。说明血糖控制的好坏与心血管病的发病率有直接关系。

（四）高胰岛素血症和胰岛素抵抗

胰岛素抵抗是“代谢综合征”也称“胰岛素抵抗综合征”的一个重要组成部分。如果长期存在胰岛素抵抗，则会导致2型糖尿病、高血压病、多囊卵巢综合征及加速的动脉粥样硬化等疾病的发生。在胰岛素抵抗状态下，会增加游离脂肪酸的浓度，由于同时存在高胰岛素血症，则会进一步加重血管内皮功能的损伤。高胰岛素血症和胰岛素抵抗增加了动脉粥样硬化，尤其是冠状动脉粥样硬化性心脏病发生的危险性，是高血压病发生的潜在因素，也是冠心病独立的危险因子之一。

（五）肥胖

肥胖的患者常常伴有多种心血管病的危险因素，包括胰岛素抵抗、血脂紊乱、血压升高及血糖升高等。肥胖与心血管病不是简单的直接相关，而是与其他心血管危险因素之间存在着强烈的病因学联系，尤其在糖尿病患者中表现更为明显。在2型糖尿病患者中，约有75%存在肥胖，体重指数(BMI)超过35，在这些人群中发生心血管病的风险会增加93倍，甚至更多。有研究结果显示，女性在18岁以后体重增加8～10.9kg，发生心血管病的风险增加1.6倍；同样在男性患者中也发现，体重增加20%，发生心血管病的风险增加86%。目前已有的证据充分显示，肥胖与左心室肥厚、高血压、凝血因子的改变及脂质谱的变化相关。肥胖可促进2型糖尿病患者动脉粥样硬化的形成。

（六）高凝状态

糖尿病患者体内血小板功能的异常亢进，纤溶系统的功能失衡，内皮功能的异常以及血流动力学的改变等，均可使糖尿病患者的血液呈现高凝状态。

四、糖尿病性心血管病的病因学

(一)高血糖与大血管损伤

高血糖可以导致血管内皮功能紊乱、关键蛋白的特性改变和前炎症细胞因子的产生;可以使几乎所有的蛋白质发生糖化。糖化终末产物可诱导许多组织,包括血管壁的胶原及细胞外间质发生交联,使血管的结构改变、促进动脉粥样硬化的形成。

(二)胰岛素抵抗和高胰岛素血症

胰岛素可以引起水钠潴留,直接增加了血管平滑肌细胞的增殖,通过生长因子和细胞因子的改变,进而改变了内皮细胞的内环境,导致大血管的损伤。胰岛素还是一个重要的血管活性激素,而高胰岛素血症时,会导致胰岛素介导的血管扩张作用受损。

(三)脂质代谢障碍

一些重要的询证医学证据如多种危险因素干预试验(MR-FIT)、PROCAM,已经明确显示,2 型糖尿病患者发生冠心病的危险性是非糖尿病患者的 3～4 倍,血清胆固醇(CHD)是其独立的相关危险因素,其中低密度脂蛋白胆固醇(LDL-C)升高是其首要危险因素。2 型糖尿病患者血脂异常主要表现为三酰甘油水平升高,小而密的低密度脂蛋白(sLDL)水平的升高,以及高密度脂蛋白胆固醇水平的降低。糖尿病相关脂代谢异常的核心缺陷是富含三酰甘油的脂蛋白水平升高。高密度脂蛋白(HDL)水平的下降,可降低低密度脂蛋白(LDL)对内皮介导的血管扩张作用的抑制。高胆固醇血症能增加内皮黏附分子的表达及血小板的聚集,并增强血管收缩作用。小而密的低密度脂蛋白(sLDL)是冠心病的危险因素,容易被氧化并被巨噬,形成泡沫细胞。有数据显示,小而致密的低密度脂蛋白造成心肌梗死的危险性,比大而稀疏的低密度脂蛋白高3倍以上。

(四)血管内皮功能失调

糖尿病患者会出现血管内皮损害,而血管内皮细胞在防止动脉粥样硬化及血栓形成方面具有重要作用。因此,糖尿病可诱发血管内皮细胞融合延迟,细胞间连接减弱,而导致通透性增加,减弱内皮细胞抗白细胞黏附功能,使大量巨噬细胞进入血管壁,促进内皮素的释放,使血管舒张功能受损,加强血管平滑肌细胞增生的活性,这些因素都能够促进动脉粥样硬化的形成。

(五)凝血系统、纤溶系统异常

糖尿病患者存在凝血系统、纤溶系统的异常。主要表现为血小板代谢的改变,抗氧化能力的降低,血小板平均容积的增加、黏附以及聚集能力的增加,对阿司匹林敏感性的降低以及一氧化碳产生异常等。这些改变都会导致动脉粥样硬化的形成。

(六)糖尿病自主神经病变

糖尿病患者在早期就可以出现心脏的自主神经病变,常表现为心律失常、无痛性心肌缺血、心肌梗死、猝死,以及其他心血管事件等。

(李德勇)

第二章　糖尿病性心血管病的危险因素

糖尿病患者患心血管病的风险明显增加，病理解剖显示，糖尿病患者无论在冠状动脉、脑动脉、肾动脉还是周围动脉，都存在与同龄非糖尿病患者更为严重的动脉粥样硬化的情况，糖尿病可加速任何年龄阶段动脉粥样硬化的进展过程。因动脉粥样硬化引起死亡的患者远比普通人群多，因此对影响糖尿病性心血管病的危险因素进行评估，对糖尿病性心血管病的预防及治疗具有积极作用。

一、高血糖

虽然许多大型临床研究结果显示高血糖在大血管和微血管病变中均起重要作用，但对于因高血糖所导致大血管病变进展的作用机制仍不清楚，尚存争议。许多研究并没有发现血糖升高和大血管并发症之间存在明显的相关关系。但有证据显示，某些情况下血糖升高与糖尿病大血管并发症之间确实存在相关性，糖尿病及其并发症控制试验（DCCT）显示高血糖症可影响糖尿病微血管并发症的发生，英国糖尿病前瞻性研究（UKPDS）入选了 3 867 例 2 型糖尿病患者，其结果显示无论采用任何一种方法严格控制血糖，其降低微血管并发症的发生比率是相似的，说明良好的血糖控制可以延缓微血管并发症的发生。当糖化血红蛋白（HbA_{1c}）每下降0.9%时，微血管并发症的发生率就会降低25%。青年人动脉粥样硬化病理生理学决定因素研究(PBDAY)对年龄在14～35岁之间的3 000名意外死亡的青少年进行了研究，结果表明，年龄在25岁以上并伴有血糖升高的青少年，即使他们的血脂正常，右侧冠状动脉的脂质斑块与对照组相比也显著增多，其可能是因脂蛋白糖基化、氧化和糖基氧化作用致使大血管病变所致。糖基化终末产物(AGE)参与冠心病发病的机制有以下几个方面：①糖化的胶原可以在血管管壁上形成网状结构以捕获低密度脂蛋白(LDL)，而捕获的LDL更容易被自由基攻击，从而进一步氧化。②高级糖基化终末产物能够与胶原纤维及其他蛋白质产生交联反应，使动脉管壁的顺应性降低。③高级糖基化终末产物通过与巨噬细胞表面的特异性受体结合，促使其释放多种细胞因子及生长因子，促使血管组织增生。④高级糖基化终末产物通过与血管内皮细胞表面的特异性受体相结合，增加了血管壁的通透性，造成血管渗漏。⑤高级糖基化终末产物可以消耗一氧化氮(NO)，使一氧化氮活性降低，则加快动脉粥样硬化的进程。

二、胰岛素抵抗和高胰岛素血症

在糖尿病状态下，高胰岛素血症和胰岛素抵抗增加了动脉粥样硬化性心血管病(CVD)患者发生动脉粥样硬化的危险性，同时也是导致高血压病的潜在因素之一，胰岛素抵抗是“代谢综合征”的一个重要组成部分，也是冠状动脉粥样硬化性心脏病的独立危险因素之一。高胰岛素血症和胰岛素抵抗增加动脉粥样硬化的机制目前还不十分清楚，可能的机制有如下两点：①促进动脉平滑肌细胞增殖和动脉管壁外基质蛋白质的合成，加速了动脉粥样硬化的进展。②通过与内皮细胞具有广泛联系的生子因子和细胞因子的改变，进而改变内皮细胞的内环境。另外，当机体存在胰岛素抵抗时，会增加游离脂肪酸的浓度，加之同时存在高胰岛素血症，则会进一步加重血管内皮细胞功能的损伤。因此，糖尿病患者合理的降糖方案应该是控制血糖与减轻胰岛素抵抗、增加胰岛素敏感性同时兼顾，而并非是只要血糖控制不好，就采用胰岛素治疗；相反，过量应用胰岛素还会增加胰岛素抵抗。

三、脂代谢异常

糖尿病患者因血糖的异常会出现血脂代谢紊乱，导致脂蛋白在转运、组成、血浆浓度及代谢方面出现异常。有证据显示，高脂血症已经成为加速动脉粥样硬化的重要因素，其主要特征是：三酰甘油增加；高密度脂蛋白-胆固醇（HDL-C）降低；低密度脂蛋白-胆固醇（LDL-C）水平正常或轻中度升高，主要是小而密的低密度脂蛋白（LDL）颗粒显著增加；致动脉粥样硬化脂蛋白残粒增加，表现为乳糜微粒和极低密度脂蛋白（VLDL）残粒增加，但其清除率下降，导致异常的残粒构成伴有载脂蛋白（Apo）C Ⅲ的升高。

目前认为，低密度脂蛋白（LDL）颗粒的大小与三酰甘油转运有关，糖尿病患者低密度脂蛋白水平升高，三酰甘油（TG）和胆固醇酯的交换增强，从而形成了胆固醇酯胆固醇缺乏而富含三酰甘油的低密度脂蛋白颗粒增加，低密度脂蛋白颗粒经肝脏三酰甘油酯酶水解后形成小而密的颗粒，小而密的低密度脂蛋白容易被氧化，且与动脉壁的亲和力增加，更易导致动脉粥样硬化的发生。而高密度脂蛋白（HDL）水平的降低，显著增加了冠心病的发病风险，HDL 颗粒有直接保护心脏的作用。糖尿病患者存在多种血脂异常，因此通过降脂治疗来降低心血管事件发生风险比治疗高血糖更有意义。降脂治疗的靶目标是低密度脂蛋白-胆固醇（LDL-C）＜2.66mmol/L，三酰甘油（TG）＜2.3mmol/L，高密度脂蛋白-胆固醇（HDL-C）＞1.0mmol/L。

四、高血压

高血压病和糖尿病常合并存在，且患病率逐年增高，其中75％的糖尿病患者合并患有高血压病。糖尿病与高血压病均为心血管病的重要危险因素，且高血压病合并糖尿病对心血管系统的危害具有乘积效应，因此在人群中，当高血压病与糖尿病合并存在时，发生动脉粥样硬化的机会明显增加，其中心血管病的患病率高达50％，同时心血管病的死亡率也随之增加。而且糖尿病伴有高血压病时，更容易合并其他的危险因素，如肥胖、高脂血症等，使全身微血管病变及大血管病变提前发生、程度加重且进展加快。因此糖尿病合并高血压病时，严格控制血压，能够有效地减少心血管病的发生。美国糖尿病协会建议糖尿病患者血压控制目标为＜130/80mmHg，若24小时尿白蛋白≥1g，血压应≤125/75mmHg。

五、高凝状态

糖尿病患者凝血功能紊乱主要表现为血小板平均容积的增加、黏附和聚集能力的增强、对阿司匹林敏感性的降低，以及一氧化氮产生异常等。糖尿病患者血小板异常的机制，包括内皮功能紊乱、原始受体的异常、血小板对拮抗物的敏感性增加、高级糖基化终末产物聚积、氧化应激和血小板活化增加及胰岛素抵抗等。高凝状态会导致如下几种情况发生：

• 血管内皮细胞损伤：正常人血管内皮有抗血栓形成的功能，糖尿病患者内皮细胞会受到损伤，容易引起血小板高黏附、高聚集、微循环瘀滞、组织缺氧等，最终导致血管缺血、缺氧，出现血管病变。

• 血小板功能亢进，抗凝和纤溶活性减退：糖尿病患者血小板功能异常亢进，导致抗凝活性、溶活性降低。

• 血液流变学改变：糖尿病患者由于糖代谢及脂代谢异常等影响，在血液流动性、血细胞流变性、血管流变性、血细胞及血管之间相互作用等方面均存在异常变化，是体内血栓形成的危险因素。

• 其他异常因素：糖尿病常合并血脂异常、高尿酸等代谢异常，都将会促进血液流变学的异常及血栓形成等。

六、炎症与糖尿病血管损伤

大量研究证明，炎症在冠心病的发生和进展中发挥着重要作用，同时发现炎症反应也是糖尿病的发病机制之一。心脏病学家提出粥样硬化是一种炎症性疾病，糖尿病是一种心血管病，因此也是一种炎症性疾病。循环中炎症介质水平与胰岛素抵抗相关，在有发生 2 型糖尿病风险的人群中炎症介质水平明显升高。一些前瞻性研究显示，C-反应蛋白，白细胞计数和其他急性期炎症标志物可预测糖尿病风险，并独立于其他预测因素。在近一二十年的临床发展中，心脏病学家在研究了粥样硬化及冠心病机制以及冠心病预防的临床试验中发现了如下特征：

• 粥样硬化的最早期病变为脂纹（fatty steak），病变主要由巨噬细胞及淋巴细胞形成，为纯炎性病变；

• 以降低 LDL-C 为目标的他汀类药物，在临床试验中显示，对于心血管终点事件仅能降低 30％左右，因此提出冠心病绝不仅是胆固醇过多的疾病，尚有其他危险因素存在；

• 对 LDL-C 正常的患者，使用他汀类药物后，对心脏仍具有保护作用，由此提示他汀类药物尚具有调脂以外的作用；

• WOSCOP 试验后，经过分析发现，他汀类药物除具有心脏保护作用之外，还可使糖尿病的发病率较对照组降低约 30％。

根据以上发现，有学者提出了他汀类药物的抗炎假说以及他汀类药物降低糖尿病发病机制的抗炎假说，同时也丰富了糖尿病炎症学说。

七、内皮损伤与(或)功能异常和血管壁的关系

正常内皮能分泌多种活性物质，通过调节扩血管物质和缩血管物质之间的平衡来维持血管的舒缩状态、调控血管张力及器官的血流量，同时还能够抑制血小板的聚集和黏附，维持机体凝血纤溶系统的平衡，抑制血管平滑肌细胞的增生，影响血管壁的生长与重塑等作用，有抗动脉粥样硬化的作用。正常内皮细胞产生的前列环素和一氧化氮，具有抑制血小板激活及缓解血管平滑肌收缩的功能，可以维持正常的血流。糖尿病患者体内前列环素和一氧化氮的释放减少，以及一氧化氮活性的降低，均会导致血管内皮受损。促凝血物质(vWF)是内皮损伤与(或)功能异常的重要信号，糖尿病患者特别是合并冠心病的患者，其体内促凝血物质明显升高。因此内皮损伤与(或)功能异常是糖尿病合并心血管病的重要因素。

八、遗传因素

现有研究已经证实，冠心病和 2 型糖尿病均为多基因遗传疾病。2 型糖尿病患者的家族成员比普通家族成员的冠心病发病率高 2 倍，糖尿病发病率也升高。而且糖尿病的一线亲属也存在许多与冠心病和胰岛素抵抗有关的危险因素，与无糖尿病家族史的人群相比，糖尿病的一线亲属体重指数升高、胰岛素抵抗增强、低密度脂蛋白胆固醇(LDL-C)水平升高。凝血因子升高是冠心病的危险因素，而 2 型糖尿病的一线亲属凝血因子水平也升高。

九、肥　胖

2 型糖尿病患者常有向心性肥胖，而向心性肥胖在糖尿病、糖耐量异常和动脉粥样硬化症的发生中，比全身性肥胖更重要，流行病学研究证实向心性肥胖与胰岛素抵抗/高胰岛素血症之间有着明显的联系。几个大型研究提供了可信的证据，证明了肥胖本身与冠心病的联系。当体重指数(BMI)在 25～28.9 之间时，发生心血管病的风险会增加 2 倍；当 BMI＞29.0 时，则心血管事件的发病率会提高近 4 倍。值得关注的是，肥胖与心血管事件之间不是简单的直接相关，同时与其他危险因素也有着强烈的病因学联系。约 75％的 2 型糖尿病患者存在肥胖，其体重指数超过 35，这些人发生心血管事件的风险增加了 90 倍。适度减轻体重，可以降低血糖、血脂和血压水平。

十、微量白蛋白尿

糖尿病患者的微量白蛋白尿(MAU)是心血管事件的独立危险因素。如果糖尿病患者已经进入了微量白蛋白尿期，则其左心室肥厚的发生率明显增加，这可能与患者 24 小时血压水平进行性升高有关。微量白蛋白尿患者因心血管病死亡的风险也增高。研究显示微量白蛋白尿与心血管病之间存在相关性，可能与发病途径或危险因素相同有关，如内皮功能受损伤、血压升高、脂质代谢异常、胰岛素抵抗、吸烟等因素。因此患者一旦出现微量白蛋白尿，就更应该进行严格的降压、控糖措施。

十一、年龄和性别

糖尿病患者在20岁时就有发生心血管病的风险，以后随着年龄增大，患病率也随之增高。绝经期以前的女性患者，心血管病的发生率与男性患者相当；但绝经期后的女性患者，其心血管病变的发生率则明显高于男性。

十二、吸　烟

吸烟既是糖尿病患者的一项危险因素，也是心血管病的危险因素。目前已有的研究均表明吸烟可以促进或加重糖尿病患者的心血管并发症，吸烟是2型糖尿病合并致死性及非致死性心肌梗死的危险因子。吸烟可以加重糖尿病患者心血管病变的发生率，其可能的机制如下：

• 短期效应：烟草中的有害成分可导致冠状动脉痉挛，血小板聚集增加及心律失常的出现；

• 长期效应：可升高三酰甘油，降低高密度脂蛋白-胆固醇水平，以及影响其他代谢效应，从而引发动脉粥样化形成；

• 吸烟还可加重糖尿病患者的胰岛素抵抗及代谢紊乱的发生。

（李德勇）

第三章　糖尿病前期与心血管病的关系

糖尿病前期是正常糖耐量发展至糖尿病的中间过渡阶段，2型糖尿病起病隐匿，发病缓慢且病程长，在2型糖尿病被确诊之前相当长的一段时间内，即处于血糖紊乱所致的糖代谢异常阶段。虽然血糖高于正常值，但又低于糖尿病的诊断标准，所以称其为糖调节受损（IGR）阶段，它包括空腹血糖受损（IFG）及/或糖耐量受损（IGT）。不仅2型糖尿病存在糖调节受损阶段，1型糖尿病也同样会出现糖调节受损，只是持续时间较短而已。此阶段因患者存在导致糖尿病的遗传缺陷，而赋予患者存在导致糖尿病的遗传易感性，致使2型糖尿病患者在早期即有胰岛素分泌和胰岛素的作用缺陷。因此糖调节受损（IGR）演变成2型糖尿病的风险很高。一般转归也存在差异，有20%～60%的糖调节受损患者，会在数年至10年内发展成为2型糖尿病。近10余年来的调查发现，糖调节受损与糖尿病的患病率一样呈快速增长趋势，并且糖调节受损演变成糖尿病的风险很高，因此糖调节受损的危险性值得重视。

一、糖调节受损的定义及流行病学

(一)定义和诊断

糖调节受损(IGR)是指个体由血糖调节正常发展为血糖调节异常,血糖升高但尚未到达或超过诊断分割点的时期,可表现为空腹血糖受损(IFG)或糖耐量异常(IGT)或两种情况并存。根据1997年美国糖尿病协会(ADA)诊断标准,空腹静脉血糖≥6.1mmol/L,但<7.0mmol/L,称空腹血糖受损。OGTT试验中2小时静脉血糖≥7.8mmol/L,但<11.1mmol/L称糖耐量异常。

(二)流行病学

糖调节受损的患病率与糖尿病患病率一样,存在地区、种族差异性,根据WHO 1993年资料,全球30～64岁的糖调节受损(IGR)发病率为3.0%～10.0%。坦桑尼亚裔印度穆斯林女性的发病率最高,为32.0%;发病率最低的是新加坡人,男、女发病率分别是1.3%和0.6%;美国白种人发病率为6.1%,黑种人为9.9%;墨西哥人为12%;我国的发病率为3.2%。近年来我国糖调节受损的发病率也呈快速增长趋势,1980年,14省、市调查了304 537人,糖调节受损的发病率为0.42%;1996年,19省、市213 515人群中,糖调节受损的发病率为3.2%,较前一次调查增长了38倍。糖调节受损患病率也随年龄增大而增高,1994年全国糖尿病协作组调查40岁以上糖调节受损患病率是40岁以下的2.9倍。糖调节受损是糖尿病患者的后备军,他们的大量存在,预示着糖尿病暴发性流行的趋势还在继续发展。

二、糖调节受损与心血管病的关系

糖调节受损患者往往伴有多种心血管病的危险因素，这些因素包括肥胖，尤其是中央型肥胖（向心性肥胖）、血脂异常、血压升高、高胰岛素血症、胰岛素抵抗、氧化应激，以及凝血纤溶状态的改变等。流行病学调查发现，糖调节受损患者大血管的患病率显著升高，表明糖调节受损是心血管病的一个独立危险因素。一项对2 427例无心肌梗死及脑卒中的40～70岁人群，进行75g葡萄糖耐量试验，结果发现其中有22％的人患有2型糖尿病，39％的人患有糖调节受损。同时对这组病例随访5年，结果发现心血管事件的发病率，在糖尿病组为正常组的3倍、在糖调节受损组则为正常组的1.9倍。流行病学资料提示，当空腹血糖在5.9mmol/L和糖化血红蛋白（HbA_{1c}）在5％时，就有发生心血管病的危险。在糖调节受损阶段，就已经存在胰岛素抵抗和高胰岛素血症，高胰岛素血症是高三酰甘油血症、高血压病及糖调节受损的危险因子，是连接心血管病的桥梁。近几年来的研究显示，糖尿病前期状态可导致复杂的动脉病变，而最早出现的是血管内皮功能损害，内皮细胞是血液和血管平滑肌之间的间隔，具有多种重要的生理功能，参与人体的代谢、合成和调节，对于维持正常的血管功能，起着十分重要的作用。由正常内皮产生的前列环素和一氧化氮能够抑制血小板激活并缓解血管平滑肌收缩，以维持正常的血流。而糖尿病患者体内前列环素和一氧化氮的释放均减少，同时伴有内皮一氧化氮合成活性的慢性异常，这一机制是糖尿病患者容易出现动脉硬化的原因之一。

（一）空腹血糖受损与糖耐量低减（IGT）时的胰岛功能情况

在空腹状态下，与正常糖耐量相比，单独空腹血糖受损与单独糖耐量低减患者，其空腹胰岛素水平显著增加。而空腹血糖受损患者有第一时相（0～10 分钟）和早期时相（0～30 分钟）胰岛素分泌功能受损情况，但晚期时相（60～120 分钟）胰岛素分泌功能正常。而糖耐量低减患者，早期和晚期时相的胰岛素分泌功能均受损。单独空腹血糖受损，是肝脏胰岛素抵抗和胰岛素分泌不足共同作用的结果，而单独糖耐量低减，则提示肌肉组织和肝脏共同存在胰岛素抵抗的情况。

（二）空腹血糖受损与糖耐量低减时胰岛素抵抗情况

胰岛素抵抗（IR）与许多代谢异常相关，包括高胰岛素血症、中心性肥胖，血压升高以及血脂异常等。大量以群体为基础的研究表明，人群中大约有 25%的个体患有胰岛素抵抗。大约有超过 80%的糖调节受损患者存在胰岛素抵抗，胰岛素抵抗被认为是引发 2 型糖尿病的始动因素。许多研究显示空腹血糖受损的患者，其空腹状态下的胰岛素敏感性和 β 细胞功能均较正常糖耐量（NGT）和糖耐量低减（IGT）者差，糖负荷后的胰岛素分泌状态比正常糖耐量（NGT）者差，但明显好于糖耐量低减（IGT）的患者。因此，空腹血糖受损的患者可能存在空腹及餐后胰岛素抵抗和 β 细胞功能的分离状态，是一组有别于糖耐量低减的糖稳态受损人群。

（三）糖耐量异常的预防

糖耐量异常（IGT）发生率较高，一般无症状，易转化为糖尿病，且发生心、脑等大血管病变危险性高。所以对于糖耐量异常的人群，如果能够早期发现、早期预防，则可以大大减少糖尿病的患病率。由于糖耐量异常患者的胰岛β细胞功能仍有一定的代偿能力，所以在此阶段进行合理的干预治疗，可使绝大多数糖耐量异常患者的血糖控制在正常范围内。干预措施包括生活方式的干预和药物干预两个方面。

1. 生活方式干预 通过改变生活方式，包括健康合理的饮食，适量的体育运动等。美国的糖尿病预防计划显示强化生活方式干预组比安慰组糖尿病的发病率下降58%，这种效果在男性和女性间，老年患者和年轻患者之间一样有效。我国大庆市曾对577例糖耐量异常的患者进行过类似观察，结果也证实了生活方式的干预确实可以减少2型糖尿病的发病率。

2. 药物干预

(1)二甲双胍：抑制肝和肾的糖异生作用，可使血糖降低，胰岛素下降，还能减轻体重。不刺激胰岛素的分泌，但能增加胰岛素与其受体的结合，具有一定的胰岛素增敏作用，抑制食欲及肠壁对葡萄糖的吸收。对延缓和预防糖尿病的发生有一定作用，而且还能降低心血管危险因素。美国DPP研究显示二甲双胍类药物可使2型糖尿病的发生率降低31%。

(2)α糖苷酶抑制剂：能延缓糖类的吸收，主要降低餐后血糖，同时缓解餐后高胰岛素血症，减轻餐后三酰甘油的升高。在已有的STOP-NIDDM的研究中已经证实，应用阿卡波糖，可以降低餐后的血糖高峰，使糖耐量异常的患者转为2型糖尿病的危险性降低36%，同时使糖耐量异常的患者转为正常的比例至少增加29.5%。此项研究还表明，接受阿卡波糖治疗的患者，发生心血管病的危险性可降低49%，而发生高血压病的危险性可降低34%。

3. 胰岛素增敏剂 噻唑烷二酮(TZDs)类药物是20世纪80年代初研制成功的一类具有提高胰岛素敏感性，可用来治疗2型糖尿病的药物。它能增强骨骼、肌肉等组织对葡萄糖的摄取和氧化，增加糖原和脂肪的合成，减少糖原分解和肝糖输出，从而可以降低血糖和血浆游离脂肪酸的水平，减轻高血糖对胰岛β细胞产生的“糖毒性”和“脂毒性”，最终降低机体的胰岛素抵抗，增强机体对胰岛素的敏感性。最早应用于临床的噻唑烷二酮类药物是环格列酮，对2型糖尿病可以有效降低血糖，用量较大时还可以降低血脂，并且对于因胰岛素抵抗所致的多囊卵巢综合征用量较大时还可以降低血脂，并且对于因胰岛素抵抗所致的多囊卵巢综合征也有效，但由于其对肝脏有明显的损害，少数患者发生肝衰竭，临床上有作肝移植及死亡的报道，故早已退出市场。目前临床上噻唑烷二酮类药物的代表药物有罗格列酮、比格列酮，对减轻胰岛素抵抗、降低血糖的疗效肯定，并且很少有对肝脏的不良反应。但近来有研究报道罗格列酮可增加心血管事件的发生率，临床应用需慎重。

（李德勇）

第四章　糖尿病脂代谢异常及调脂治疗

1型糖尿病和2型糖尿病患者都存在脂代谢异常，并且这两类患者中，血糖控制差者比血糖控制良好者脂代谢异常的程度更重。血糖控制良好的1型糖尿病患者，其血脂可以完全正常；然而血糖控制不佳的患者，则可出现总胆固醇、低密度脂蛋白胆固醇和三酰甘油浓度升高，高密度脂蛋白胆固醇浓度可降低。对于2型糖尿病患者，即便是有良好的血糖控制，也会出现三酰甘油浓度升高，高密度脂蛋白胆固醇浓度降低；而当血糖控制不佳时，脂代谢异常会更加严重。本书主要讨论2型糖尿病患者的血脂异常。

大量的流行病学研究显示，糖尿病患者存在脂代谢异常，而脂质代谢紊乱，与心脏血管疾病的发生密切相关，包括大血管疾病如冠状动脉、脑血管和外周血管病变；同时也会影响到微血管，微血管病变包括视网膜血管病变、肾脏病变及神经病变等。其中大血管疾病较常见，且发展后果较严重，据报道2型糖尿病患者中有80%的患者会发生或死于大血管疾病。因此，在美国国家胆固醇教育计划(NCEP)成人治疗指南Ⅲ(ATP Ⅲ)中，已经将糖尿病视为冠心病的等危症。

一、糖尿病血脂异常的特点及病理生理

(一)糖尿病血脂异常的特点

2 型糖尿病典型脂代谢异常称为“脂质三联征”,也称为致动脉粥样硬化的脂质代谢异常。“脂质三联征”包括:三酰甘油水平升高、高密度脂蛋白胆固醇水平降低、小而密的低密度脂蛋白(LDL)颗粒增加明显。总胆固醇和低密度脂蛋白胆固醇水平升高在糖尿病患者中不典型。另外,致动脉粥样硬化的脂蛋白残粒也会增加,这是因为乳糜微粒和极低密度脂蛋白(VLDL)残粒增加,但其清除率下降,而导致异常的残粒构成伴有载脂蛋白(Apo)CⅢ的物质升高所造成。

(二)糖尿病血脂异常的病理生理基础

脂蛋白代谢异常是糖尿病血脂异常的病理生理学基础。导致所有血脂异常的原因是由于游离脂肪酸增加所致,也就是我们常说的胰岛素抵抗。如果人体内游离脂肪酸从脂肪组织流入肝脏增多,以及肌肉氧化脂肪酸的能力降低,则常常会导致血中三酰甘油浓度升高。导致这两种异常情况出现的原因,是由于细胞对胰岛素的敏感性降低。

游离脂肪酸调节异常是导致整个脂代谢异常的核心因素。三酰甘油浓度升高会导致高密度脂蛋白胆固醇水平降低,是通过胆固醇酯转移蛋白(CETP)反应来实现的。低密度脂蛋白(LDL)和高密度脂蛋白(HDL)中的胆固醇与极低密度脂蛋白(VLDL)中的三酰甘油,可以通过胆固醇酯转移蛋白酶进行交换。当 LDL 和 HDL 摄取的三酰甘油过多后,就容易成为肝酯酶的底物,从而清除微粒中的三酰甘油，使得 HDL 颗粒变小(HDL3)，同时还会产生小而致密的 LDL 颗粒。上述效应的累加会造成 HDL-C 浓度的下降，ApoA-Ⅰ是 HDL-C 的主要载脂蛋白，也会随之减少，多余的 ApoA-Ⅰ经肾脏被过滤，最终导致 ApoA-Ⅰ的浓度降低。

三酰甘油升高会增加体内小儿致密的 LDL 颗粒的产生，这些小儿密的 LDL 颗粒比大的 LDL 颗粒更容易被氧化，更容易进入内皮下，在血浆滞留的时间更长，因此更容易导致动脉硬化的发生。

糖尿病胰岛素抵抗状态(高胰岛素血症)可以改变 LDL 及 HDL 颗粒的大小，也可以改变(VLDL)的化学结构，多重因素的叠加，使其更容易导致动脉硬化的发生。在高血糖状态下，VLDL 颗粒更容易进入内皮下并且停留时间更长，促进炎症反应发生，最终导致粥样硬化斑块的形成。

综上所述，在脂肪细胞水平，高胰岛素血症也就是胰岛素抵抗致使糖尿病患者体内游离脂肪酸的浓度升高，最终形成脂代谢紊乱出现血脂异常。

二、糖尿病血脂异常与心血管病的关系

流行病学证据显示糖尿病血脂异常与心血管病风险增加存在相关性。芬兰进行的一项研究入选了 313 例 2 型糖尿病患者，随访 7 年后，发现低水平的 HDL-C、高水平的极低密度脂蛋白(VLDL)及高水平的三酰甘油是 2 型糖尿病患者发生冠心病的独立危险因素。UKPKC 研究也提供了有价值的信息，该研究入选了 3 055 例糖尿病患者，平均随访 7.5 年，其中有 335 例患者发展成心绞痛或心肌梗死，发生率为 11%。该研究显示，总胆固醇和低密度脂蛋白水平异常是发生冠心病的主要危险因素，低密度脂

蛋白胆固醇水平每升高 1mmol/L，冠心病风险就增高 1.57 倍，高密度脂蛋白胆固醇水平降低也显著增加冠心病的风险，HDL-C 每升高 0.1mmol/L，冠心病风险则降低 15%。

小而致密的低密度脂蛋白（sLDL）的水平升高时，无论总低密度脂蛋白（LDL）水平如何，冠心病风险均增高 3～7 倍。LDL 致动脉粥样硬化的机制可能为：容易与血管壁的糖蛋白结合；脂蛋白糖基化增多；易被巨噬细胞吞噬；与低密度脂蛋白受体亲和力降低，容易在内皮下沉积，又容易被氧化等；总之，小而密的低密度脂蛋白导致了糖尿病血脂异常患者动脉粥样硬化的发生发展。

高密度脂蛋白（HDL）水平降低是糖尿病发生冠心病的一项危险因素，一项研究入选了 57 例 2 型糖尿病患者，与病例数相似的非糖尿病患者进行比较，在糖尿病人群中，冠状动脉粥样硬化斑块的水平与高密度脂蛋白水平呈负相关。该研究表明，高密度脂蛋白水平降低将增加冠状动脉病变的发病风险。高密度脂蛋白主要作用是参与胆固醇逆向转运，还有抗氧化、抗炎作用及直接保护心脏的作用。

由此可见，糖尿病患者因糖代谢异常导致血脂代谢异常，最终结果是导致动脉粥样硬化，引发冠状动脉粥样硬化性心脏病的发生。糖尿病患者的血脂代谢异常有多种致动脉粥样硬化特征，应根据不同情况进行全面干预，从而有效降低冠心病发生的危险性、降低病死率。

三、糖尿病血脂干预治疗的必要性及可行性

（一）血脂干预治疗的必要性

1. 仅仅控制血糖不能完全消除糖尿病患者发生冠心病的高

风险。

2. 无心血管病病史的糖尿病患者与已有心血管病病史的非糖尿病患者相比，发生心血管病的风险性相当。

3. 调脂治疗对降低糖尿病患者及非糖尿病患者的心血管危险性都有效。

4. 美国的一项对冠心病高危患者的调查结果发现，存在2个以上冠心病危险因素的患者，其中有63%胆固醇治疗未达标，82%的冠心病患者胆固醇治疗未达标。

现阶段调脂治疗达标的比例很低。国内曾经先后3次多中心关于糖尿病患者血脂的调查研究发现，无论是大型的三级医院还是普通医院，对糖尿病患者血脂的检测和治疗率在25%左右。而这些被治疗的患者中，血脂达标的只占28%～42%。所有的这些现状提示有必要提高医生和患者对于血脂达标治疗的意识，并进行积极有效的血脂干预治疗。事实上，大量的循证医学证据已经显示，在已经确诊冠心病的大多数糖尿病患者中进行积极有效的调脂治疗，可明显降低发生冠心病的危险性达55%，较普通人群更为有效。

（二）血脂干预治疗的可行性

糖尿病亚组的心血管病二级预防降脂研究有4S、CARE、LIPID，三个研究中均是使用他汀类调脂药作为主要研究药物，研究结果表明，糖尿病与非糖尿病组患者同样获益，冠心病事件相对危险降低幅度相似。目前所有关于糖尿病患者进行降脂治疗预防冠心病事件的研究均显示，调脂治疗是有效的，并且是可行的。

四、糖尿病血脂异常的调治及达标标准

(一)糖尿病血脂异常的治疗

糖尿病患者应该在合理降糖的同时,进行积极有效的调脂治疗。调脂治疗包括治疗性生活方式改变和药物治疗两种方案。

1. 治疗性生活方式改变(TLC) 包括合理饮食、合理运动、保持合适体重及戒烟等。

(1)合理饮食:无论是否存在血脂异常,饮食控制是糖尿病患者治疗的核心,而血脂异常增加了强化饮食治疗的必要性。饮食治疗的目的是通过改变饮食习惯,控制饮食降低三酰甘油,血脂低密度脂蛋白胆固醇(LDL-C),极低密度脂蛋白胆固醇(VLDL-C)的水平。即使没有体重减轻,血浆三酰甘油和总胆固醇水平在饮食治疗期可得到改善。美国糖尿病协会推荐高碳水化合物,低脂肪和脂肪酸及低胆固醇饮食。

1)合理控制总热能,以达到或维持理想体重。

2)平衡膳食,选择多样化、营养合理的食物。

3)限制脂肪摄入量,脂肪摄入量低于总热量30%,其中饱和脂肪酸摄入量低于总热量的10%。

4)胆固醇<300mg/d,但对于低密度脂蛋白(LDL)增高者,胆固醇<200mg/d。

5)蛋白质的摄入量每日0.8g/kg。

6)碳水化合物摄入量占总热量的50%~60%。

(2)运动:体育锻炼可使肌肉的葡萄糖摄入量增加20倍,有益于调节血糖水平,增加胰岛素的敏感性和改善血脂异常。临床研究显示坚持每周4~5次有氧运动20~30分钟,如游泳、步行、慢跑、骑车等，可以显著提高高密度脂蛋白水平，降低三酰甘油。但需要注意的是，患者在开始体育锻炼之前应该接受医生的检查，在医生的指导下制定切实可行的运动处方，密切监测病情变化，及时调整运动方案。

(3)戒烟：吸烟可以增加胰岛素抵抗，而高胰岛素血症是导致血脂异常的病理基础，因此戒烟、远离烟草有助于质代谢异常的改善。

对于已经坚持“治疗性生活方式改变”方案2～3个月，血脂仍不能达标的患者，应及早开始进行药物治疗。

2. 药物治疗

(1)调脂策略：糖尿病已经被视为冠心病的等危症，因此对于所有的糖尿病患者，推荐的LDL-C目标值应该＜2.59mmol/L(100mg/dl)；如果存在中度高危基线或经过治疗性生活方式(TLC)改变后，LDL-C仍为2.59mmol/L(100mg/dl)～3.34mmol/L(129mg/dl)，则应启用降脂药物使LDL-C＜2.59mmol/L(100mg/dl)；中度高危或高危已经使用药物治疗的患者，建议治疗的强度应使LDL-C水平至少下降30%～40%。以LDL-C水平作为标准来制订糖尿病患者的血脂调治方案，则大部分患者需要采用药物治疗，首先使LDL-C达到＜2.59mmol/L(100mg/dl)的目标水平，然后调节其他血脂及非血脂危险因素。

2007年《中国2型糖尿病防治指南》指出：不论目前血脂水平如何，所有之前已罹患心血管病的糖尿病患者都应使用他汀类调脂药，使低密度脂蛋白胆固醇＜2.07mmol/L；对于没有心血管病且年龄在40岁以下者，如同时存在其他心血管病危险因素时，建议开始使用他汀类调脂药；对于没有心血管病，且年龄在40岁以上者，如低密度脂蛋白胆固醇＞2.5mmol/L或总胆固醇＞4.5mmol/L以上者，应使用他汀类药物。

(2)药物品种

1)他汀类药物　他汀类药是 HMG(—)COA 抑制剂,它们竞争性地抑制胆固醇合成的限速酶 HMG-COA 还原酶,从而引起肝脏含载脂蛋白 apo-B 合成减少及低密度脂蛋白(LDL)受体上调。他汀类药物经过多个大规模临床试验验证,是一种安全有效的降脂药,除了降低低密度脂蛋白外,还能不同程度地降低三酰甘油,升高高密度脂蛋白水平,最强有力的他汀类药物在最高剂量可使低密度脂蛋白降低 45%～60%,并使 TG 降低 20%～45%。

他汀类药物的主要副作用为肌炎,特点是严重的弥漫性肌肉压痛和肌无力,如患者已存在较严重的肾功能不全,并使用环孢素,吉非贝齐或烟酸,则发生药物性肌病的危险性升高。因此,在使用他汀类药物时,应密切注意肌肉的临床症状(例如肌痛、压痛、肌无力等)及血清磷酸肌酸激酶升高和肝功能异常。出现症状后应立即停药并大量饮水,可预防严重后果的发生。

2)贝西酸衍生物　主要作用为降低三酰甘油、低密度脂蛋白和升高高蜜度脂蛋白胆固醇。贝西酸衍生物类药物作用于过氧化物体增殖激活受体 α,该受体调控一系列包括脂代谢有关基因的表达。中国 2 型糖尿病防治指南指出,低密度脂蛋白胆固醇达到目标,如果三酰甘油超过 1.5mmol/L 或高密度脂蛋白胆固醇低于 1.1mmol/L,可考虑使用贝特类降脂药。贝特类药物降三酰甘油作用主要是通过调节 APOC-Ⅲ和 LPL 的表达来实现的,还可以增加脂蛋白酯酶的活性,加速富含三酰甘油的脂蛋白的水解,从而降低三酰甘油。另一作用是通过增加 HBL 载脂蛋白 A 的生成,从而升高 HBL。但贝特类药物对大多数糖尿病患者的低密度脂蛋白仅有轻度作用,且作用并不可控。该类药同样具有较小的可授性和安全性。常用的两种贝特类药物是吉非贝齐和非诺贝特,主要副作用有胃肠道症状、胆石症、可逆性伴肌酸激酶升高的肌病,不适用于有严重肝肾损害的患者,对伴有肾功能损害的糖尿病患者要慎用或避免使用。

3)烟酸药物　烟酸可降低三酰甘油、低密度脂蛋白,同时能升高高密度脂蛋白,从而显著改善动脉粥样硬化患者的脂蛋白水平。因此,烟酸对所有的高脂蛋白血症都能发挥很好的作用,并且它在所有降脂药物中价格最便宜。但遗憾的是虽然烟酸对控制糖尿病患者血脂异常有效,烟酸可通过诱导胰岛素抵抗恶化血糖控制,且有较多的副作用,有些病人不能忍受。副作用包括面部潮红、胃肠症状、高尿酸血症使痛风发作,它可使5%的患者肝脏转氨酶升高,极少数情况下,可引起严重肝炎。因此,烟酸在糖尿病患者血脂异常治疗中,不作首选药物,仅用于某些难治性糖尿病血脂异常者。烟酸禁用于有慢性肝病和严重痛风患者,如在治疗中出现血糖控制困难,则应停药。

4)胆酸螯合物　考来烯胺和考来替泊是肠道可以结合胆汁酸的树脂,由此可以干扰胆汁酸的肠肝循环,使肝脏利用胆固醇合成新的胆酸,从而使肝细胞内胆固醇成分减少,刺激低密度脂蛋白受体表达,降低血低密度脂蛋白浓度。但该药的缺点是增加肝脏极低密度脂蛋白(VLDL)三酰甘油的生成,使血浆三酰甘油(TG)升高。该药仅能用于总胆固醇和低密度脂蛋白增高的糖尿病患者。随着他汀类药物的出现,树脂类药物的应用显著减少。禁用于三酰甘油>4.5mmol/L 的患者。主要副作用为腹胀和便秘。

5)依泽替米贝　是一种新型的降脂药物,用于降低低密度脂蛋白胆固醇,它是肠道胆固醇抑制剂,它能与小肠黏膜刷边缘上的胆固醇受体相互作用,抑制胆固醇的吸收,单用依泽替米贝治疗,低密度脂蛋白能降低15%～20%,与他汀类药物合用时,能使低密度脂蛋白降低30%～40%,对于三酰甘油和高密度脂蛋白几乎无效。

(3)调脂药物的选择

1)高低密度脂蛋白胆固醇(LDL-C)的治疗　降低 LDL-C 是糖尿病患者调脂治疗的首要目标。使 LDL-C<2.6mmol/L,应首

选他汀类药物。当LDL-C较高时,应使LDL-C至少降低30%~40%,如果治疗仍不能达标,可考虑加大他汀类药物的剂量,或联合胆酸类药,或联合烟酸类药物,或联合依泽替米贝进行调脂治疗。

2)低高密度脂蛋白(HDL-C)的治疗　升高HDL-C,使之达标是调脂治疗的次要目标。首先进行行为干预,减轻体重,增加体力活动,戒烟。药物可选贝特类药,烟酸类药能有效提高高密度脂蛋白(HDL),但应慎用。

3)高三酰甘油(TG)的治疗　首先改变生活方式,在血糖得到控制情况下,可考虑药物治疗,首选贝特类药物,大剂量他汀类药物对降低三酰甘油也有中等效力。

4)混合型高脂血症的治疗　首要目标是控制低密度脂蛋白胆固醇,然后再考虑对低高密度脂蛋白胆固醇及高三酰甘油的治疗。在使血糖得到有效控制的同时首选他汀类药物,如果低密度脂蛋白胆固醇已经达标,而三酰甘油仍处于高水平状态时,可联合贝特类药物同时应用。

(4)联合应用调脂药物时的注意事项:临床中经常联合应用的调脂药物是他汀类和贝特类药,使用过程中应密切观察如下不良反应。

1)横纹肌溶解　是因骨骼肌溶解或坏死而导致肌红蛋白进入血液的一种病理状态。主要表现为肌肉酸痛并出现肌酸激酶升高。另外,血中肌红蛋白迅速升高,严重时尿中也可以发现肌红蛋白,大多发生在与苯氧芳酸类环孢素类免疫抑制剂和烟酸等药物联合应用时。

2)其他不良反应　包括肌病、周围神经障碍、狼疮综合征,以及包括脉管炎在内的一些变态反应症状。肌病是肌肉本身病变引起的一种状态,相关的神经没有受到损害。肌病与横纹肌溶解的不同之处在于,肌病有肌肉症状且血中CK水平升高,但血中和尿中的肌红蛋白不会升高。发生狼疮综合征(药物性狼疮综合征)的情况极为少见,出现系统性红斑狼疮症状(SLE)是由于长期用药所致。

(二)糖尿病血脂异常的治疗目标

根据亚太地区 2 型糖尿病政策组 2002 年制定的血脂控制目标(第三版)如表 4-1。

表 4-1

	良好	一般	不良
总胆固醇(mmol/L)	<4.2	≥4.5	≥6.0
高密度脂蛋白胆固醇(mmol/L)	>1.1	1.1～0.9	<0.9
三酰甘油(mmol/L)	<1.5	<2.2	≥2.2
低密度脂蛋白胆固醇(mmol/L)	<2.5	2.5～4.0	>4.0

低密度脂蛋白是冠心病的重要危险因素,美国国家胆固醇教育计划(NCEP)的成人治疗组第三次报告,将糖尿病视为冠心病的等危症,并将低密度脂蛋白胆固醇目标控制在小于 2.6mmol/L,把降低低密度脂蛋白胆固醇作为调脂治疗的首要目标。临床试验也证明降低低密度脂蛋白胆固醇可显著减少糖尿病患者冠脉事件的发生率,其效果大于或等于非糖尿病患者。糖尿病患者低密度脂蛋白胆固醇控制目标与冠心病患者一样严格,这是因为已有的大量临床研究发现,在冠心病的发作上,糖尿病患者与冠心病患者具有同样的危险性。

高密度脂蛋白胆固醇水平与冠心病患病率成反比,而且是糖尿病患者发生冠心病的强预测因素,但若不应用药物治疗则很难升高高密度脂蛋白胆固醇水平,非诺贝特可有效升高高密度脂蛋白胆固醇水平，高三酰甘油也是糖尿病患者发生冠心病的危险因素，三酰甘油应控制在小于1.5mmol/L。

五、糖尿病血脂异常调治的循证医学证据

（一）针对他汀类药物的循证医学证据

一些临床研究显示，他汀类药物可降低胆固醇水平和冠心病的风险。尽管单独针对糖尿病患者降脂预防冠心病的临床试验较少，但一些大规模的临床试验包含了部分糖尿病患者。HPS研究入选了20 500例高危患者，随机分为辛伐他汀组和安慰组。入选了5 963例年龄大于40岁、总胆固醇大于4.51mmol/L的糖尿病患者。该试验中，被随机分为辛伐他汀组的糖尿病患者，其冠心病事件发生率降低22%，研究结果表明，调脂治疗能明显降低冠心病死亡率和致残率，这种保护作用在无冠心病的糖尿病患者中更为明显。2004年CARDS对2型糖尿病患者进行评估，对主要心血管事件的一级预防作用进行研究，该研究入选了2 838例2型糖尿病患者，年龄40～75岁，既往没有心血管病，LDL-C＜4.16mmol/L，TG＜1.56mmol/L，并且至少存在1项心血管危险因素，随机分为阿托伐他汀（10mg）组或安慰组，一级终点为急性冠心病死亡、非致死性心肌梗死、不稳性型心绞痛、心脏骤停及心血管重建或脑血管意外等，结果显示使用阿托伐他汀组治疗的患者，急性冠脉事件发生率降低36%，所有心血管事件减少32%，主要终点事件减少37%，总死亡率降低27%，卒中降低36%，该研究显示所有2型糖尿病患者，在应用他汀类调脂药物治疗后，均可获益。

（二）针对贝特类药物的循证医学证据

DAS研究显示，非诺贝特类调脂药可延缓2型糖尿病患者发生冠状动脉病变的进展。赫尔辛心脏研究（HHS）是一项一级预防试验，应用的是吉非贝齐，发现贝特类降脂药物亦可以降低心血管系统事件的发生。VA-HIT 试验是在 TG 水平轻度升高且 HDL-C 水平降低的患者中进行的一项二次预防试验，应用的是吉非贝齐，该试验入选了 2 500 例患者，其中糖尿病患者 627 例，占 25%。该试验发现，与接受安慰剂治疗的糖尿病患者相比，出现联合终点（心血管死亡，非致死性梗死）事件的发生率降低 25%，表明吉非贝齐对有糖尿病的冠心病患者有降低心血管事件的作用。FIELD 对 9 795 例 2 型糖尿病患者，随机分为微粒化非诺贝特 200mg/d 组或安慰组，平均随访 5 年，结果显示微粒化非诺贝特使一级终点事件发生率降低 19%，使心血管事件发生率降低 11%，非致死性心肌梗死发病率显著降低 24%。既往无心血管病亚组中，微粒化非诺贝特能使冠心病事件发生率下降 25%，这项研究证实微粒化非诺贝特可同时降低大血管事件与微血管事件的发生。

（李德勇）

第五章　糖尿病与冠状动脉硬化性心脏病

一、概　述

动脉硬化是一组血管疾病,包括动脉粥样硬化、小动脉硬化、动脉中层硬化。其共同特点是动脉管壁增厚、管腔缩小、失去弹性。小动脉硬化是小型动脉弥漫性增生病变,主要发生在高血压病患者中。动脉中层硬化多累及中型动脉,一般见于四肢动脉,尤其是下肢动脉,在动脉管壁中层有广泛的钙沉积,除非合并粥样硬化,一般不产生症状,临床意义不大。动脉粥样硬化(atherosclerosis)是其中最常见也是最重要的一种。先后有多种病变合并存在,包括复合糖类和脂质的积聚、纤维组织增生、钙质沉着并形成斑块,还有动脉中层的逐渐退变,并继发斑块内出血、斑块破裂和局部血栓形成(称为粥样硬化-血栓形成)。动脉粥样硬化虽然仅仅是动脉硬化中的一种,但因其在临床上很常见,而且意义重大,所以习惯上所说的"动脉硬化"一般是指动脉粥样硬化。

冠状动脉粥样硬化性心脏病是指由于冠状动脉粥样硬化所导致的血管管腔狭窄/堵塞,或(和)因冠状动脉痉挛导致心肌缺血缺氧或坏死而引起的心脏病,统称为冠状动脉粥样硬化性心脏病,简称冠心病,是严重危害人民群众健康的常见病。

糖尿病是一个全球性的流行性疾病,在发展中国家其发病率极高，是一种以慢性血浆葡萄糖水平升高为基本特征的代谢紊乱性疾病，是高血压病、冠心病的等危症。糖尿病加速了动脉粥样硬化和血栓的形成，因此能够导致大血管和微血管的并发症，其受累的大血管主要是冠状血管、脑血管和外周血管。有50%的糖尿病患者在初诊时已经存在大血管病变，冠状动脉疾病在2型糖尿病患者中的发病率明显高于非糖尿病患者，且病变的发展与血糖控制的好坏无明显关系。若同时伴有系统性高血压，则会加快病变的发展速度。冠状动脉疾病是糖尿病患者的常见死因，50%以上的糖尿病患者最终死于冠状动脉粥样硬化性心脏病。糖尿病患者的冠心病发病率是普通人群的2～4倍，且发生时间更早。糖尿病患者若发生心肌梗死，其预后比非糖尿病患者差。糖尿病合并冠心病是施行血管成形术的指征，但其预后也较非糖尿病患者差。

二、病理生理

动脉粥样硬化的病理变化主要表现为体循环系统的异常，如主动脉、冠状动脉、脑动脉、肾动脉、肠系膜动脉和肢体各动脉受累，而肺循环动脉则极少受累。病变时大多表现为数个组织器官的动脉同时受累。一般而言最先出现病变的部位多为主动脉后壁和肋间动脉开口等血管分支处。动脉粥样硬化的进展速度非常缓慢，首先表现的是受累的动脉弹性降低，脆性增加，最后则是管腔逐渐变窄甚至完全闭塞；或者是受累动脉扩张形成动脉瘤或侧支循环；严重时还会导致不稳定的斑块破裂，从而造成意外，甚则危及生命。冠状动脉粥样硬化，其管腔逐渐变窄甚至闭塞，在侧支循环不能代偿时，心肌血液供应发生障碍，产生缺血、纤维化或坏死，从而引起心绞痛、心肌纤维化或心肌梗死。

糖尿病加速了动脉粥样硬化和血栓的形成，因此容易出现大血管和微血管的并发症，冠状血管、脑血管和外周血管是主要受累的大血管。血脂异常、高胰岛素血症、高血糖、高血压等诸多因素与大血管病变的关系密切，而这些因素又是导致胰岛素抵抗，诱发糖尿病的危险因素，因此糖尿病与心血管病之间的关系密不可分，二者相互影响。

（一）糖代谢异常与大血管损伤

到目前为止，糖尿病的病因和发病机制尚未完全阐明，但可以明确的是，糖尿病并非单一疾病，而是包括遗传及环境等多种因素共同作用所产生的综合征。与普通人群相比，患有 2 型糖尿病患者的大血管病变发生风险会增加 2～3 倍，且大约 65％的 2 型糖尿病患者最终死于大血管病变。因此，大血管病变是 2 型糖尿病患者健康和生命的最大威胁。心血管病（冠心病、脑卒中、外周血管病）是引起 2 型糖尿病患者死亡的最重要原因。各种心血管病的发病率在 2 型糖尿病患者中，均显著高于非糖尿病人群，心血管病的常见危险因素并不能解释这些大血管并发症危险性增加的原因，高血糖很可能导致 2 型糖尿病患者心血管病危险性增加的主要原因。虽然很多大型研究结果已经提示高血糖在糖尿病的大血管和微血管病变中所起的作用非常重要，但是高血糖的产生和其加速大血管病变的确切机制仍不清楚。而且，还有许多研究并没有发现高血糖和大血管并发症之间存在确切的直接相关关系，也就是说良好的血糖控制虽然可以阻止或延缓微血管病变的发展，但并不一定能够阻止大血管病变的发展。

诸多的临床证据表明，在糖耐量低减（IGT）阶段，就已经有了心血管病（CVD）发病机制的启动，而且还有多种心血管危险因子如肥胖（尤其是中心性肥胖）、血脂异常、高血压、高胰岛素血症、高尿酸血症等的聚集。最近的一些研究表明高血糖所产生的某些有害影响，促进了动脉粥样硬化和血栓的形成。高血糖与氧化张力增加有关，增加了白细胞-血管内皮细胞的相互作用，使全身各种蛋白质糖基化，其中包括脂蛋白、载脂蛋白和凝血因子，形成高级糖基化终产物（AGES）。2型糖尿病大血管病变患者AGES水平明显高于无大血管病变患者。提示长期高血糖促进蛋白非酶糖基化可能是糖尿病大血管病变的易患因素之一。其发生机制可能为：①AGES与内皮细胞上特异性受体结合，使一氧化氮（NO）灭活并导致内皮细胞功能损伤，而促进动脉粥样硬化血栓形成；②AGES与受体作用后，可增加内皮细胞转录因子NF-κB的浓度，促进动脉粥样硬化的发展；③AGES可激活单核细胞，分泌多种生长促进因子，通过单核/巨噬细胞及细胞因子对内皮下内膜的浸润导致血液循环过程中异常的蛋白遗漏，进行性阻塞管腔，最终导致动脉粥样硬化的损伤；④AGES可能参与了氧化低密度脂蛋白的产生，而氧化低密度脂蛋白参与了冠状动脉粥样硬化的发生；⑤AGES能引起胶原和其他细胞外基质蛋白的过度交连，尤其经AGE修饰的低密度脂蛋白（LDL）半衰期延长，从而导致LDL颗粒氧化。

最近有研究表明，用AGES受体的可溶性细胞外部分，治疗载脂蛋白E缺乏的糖尿病小鼠，可以完全抑制因糖尿病所致的动脉粥样硬化，这些结果提示AGES及其受体的存在，可能会加速糖尿病小鼠动脉粥样硬化的发展。高血糖也可以通过醛糖还原酶增加山梨醇产物或改变信号传导途径。山梨醇代谢增快时，血浆脂蛋白容易渗入缺氧的动脉血管管壁，引起动脉硬化。目前仍然没有很好的动物和体外模型来表现高血糖促进动脉血栓形成的机理，也不能解释轻微的血糖升高会导致心血管病的明显增加。可能的解释是血糖本身与这种危险性无因果联系，而是其他相关的一组危险因素导致了大血管并发症，这组相关因素见于有胰岛素抵抗综合征的病人。存在胰岛素抵抗综合征的病人主要表现如下：轻微血糖升高伴随有高胰岛素血症，血压升高，高低密度脂蛋白（LDL），高极低密度脂蛋白（VLDL），高三酰甘油，中心性肥胖和纤溶酶激活抑制因子水平增高等。在糖尿病前期，包括糖耐量低减(IGT)和空腹血糖受损(IFG)阶段，上述危险因素比高血糖本身对心血管病的影响更重要。但是这个结论似乎只适用于处于胰岛素抵抗阶段的糖尿病前期患者，而那些已经存在胰岛素分泌功能减退和对胰岛素敏感的糖尿病前期患者，这些危险指标则可能是正常的。

(二)脂代谢异常与大血管病变

现有的诸多证据显示，血脂谱的异常、胰岛素抵抗、高血糖状态一起成为加速糖尿病患者发生动脉粥样硬化的重要因素。由此似乎可以推断，虽然2型糖尿病患者具有良好的血糖控制，却仍无法降低心血管危险事件的发生率。2型糖尿病患者血脂异常的特点主要表现为：三酰甘油(TG)水平升高；低密度脂蛋白胆固醇(LDL-C)中度升高；总胆固醇(TC)升高；高密度脂蛋白胆固醇(HDL-C)降低；载脂蛋白B(APO-B)升高；致动脉硬化的脂蛋白残粒增加。其中富含三酰甘油的脂蛋白水平升高是2型糖尿病相关脂代谢异常的核心缺陷。由此，提示2型糖尿病大血管病变与脂代谢紊乱有明显关系：高三酰甘油血症为致动脉粥样硬化的独立危险因素，三酰甘油升高主要是引起富含三酰甘油的中间密度脂蛋白(IDL)水平明显升高，从而促进动脉粥样硬化；同时还通过影响脂蛋白成分的构成，特别是通过降低高密度脂蛋白胆固醇和升高低密度脂蛋白胆固醇的含量来增加动脉粥样硬化发生的危险性。三酰甘油水平与2型糖尿病患者的大血管病变也密切相关，许多大规模临床试验证实，2型糖尿病患者冠状动脉粥样硬化性心脏病发病率随血清三酰甘油水平的增高而增高。低密度脂蛋白胆固醇是2型糖尿病患者大血管病变的一项危险因素，与UKPDS研究结论一致，主要可能有以下三种机制：①低密度脂蛋白(LDL)发生了非酶糖基化改变，干扰了低密度脂蛋白通过正常的途径与受体结合来被清除，致使低密度脂蛋白被非受体途径(即巨噬细胞清道夫受体途径)清除的比例增大，最终导致泡沫细胞形成增多。②低密度脂蛋白的氧化增多，同样也会影响低密度脂蛋白被受体/非受体途径清除的比例，同时被氧化的低密度脂蛋白本身对动脉壁亦有毒性作用。③发生2型糖尿病时低密度脂蛋白颗粒的直径减小，且密度增大。临床流行病学研究表明，这种小而密的LDL具有明显增加动脉粥样硬化的危险性。载脂蛋白B是低密度脂蛋白的主要结构蛋白，反映低密度脂蛋白的水平，它刺激动脉平滑肌的增殖，被认为是最具有动脉硬化作用的因子。

(三)血小板、凝血和纤溶过程

凝血酶原系统、血小板是大血管病变中的一个重要组成部分。2型糖尿病患者血小板功能的过度激活、内皮功能异常、血脂代谢异常、纤溶系统的功能异常及血流动力学的改变等，都是2型糖尿病患者发生动脉粥样硬化和形成血栓的重要原因。

血小板是血液循环中的一种圆盘状、无核的微小细胞，主要是通过改变形状，黏附内皮表面，同时分泌细胞因子，以形成微小的血栓填塞破损的血管壁来参与止血过程。在动脉粥样硬化时，血小板活性增加，可能是有利于血栓形成的局部因素。在2型糖尿病患者中，血小板活性的异常亢进可能是高血糖和心血管事件之间的联系因素。糖尿病患者血小板激活增强的确切机制目前尚不十分清楚，但糖尿病患者体内的血小板特性与正常人有很大的不同，具体表现为血小板抗氧化能力降低及代谢异常；血小板平均容积增加、黏附和聚集能力增加；血小板内信号通路的改变；血小板对阿司匹林的敏感性降低以及一氧化氮产生异常情况等。这些改变让血小板在糖尿病大血管病变中扮演了重要的角色。血糖升高引起血液渗透浓度的增加有可能是血小板活性增强的重要原因。从高血糖诱导的氧化应激反应到花生四烯酸过氧化反应增强的过程中，会形成具有生物活性的异前列烷，而异前列烷是异常血糖与持续性的血小板激活之间的一种重要的生化联系。花生四烯酸代谢增强可增加血栓烷 A_2 的产生，从而会导致有效的血管收缩。一些研究显示，糖尿病患者体内的血小板容积与正常人相比较，会有显著增加。由于血小板与胶原纤维的黏着，而生长激素又促进了血小板的聚集，于是黏着性提高，脂质增多，斑块形成，最后导致动脉硬化。这也是心血管病的独立危险因素之一。

现已证实，糖尿病患者体内有凝血酶原增加和纤溶亢进的趋势。2 型糖尿病患者体内的凝血活性显著增强，导致糖尿病患者呈现一种高凝状态。一些研究提示：糖尿病患者体内的抗凝血酶原Ⅲ、纤维蛋白原、血浆纤维蛋白原和血小板黏附分子显著增加；血浆纤溶酶原激活抑制因子-Ⅰ和凝血酶原时间也明显增加。同时，蛋白 C 在糖尿病患者中也存在激活增加的现象。

三、动脉硬化程度

临床上，可将动脉硬化分为早期、中期和晚期。早期，由于病变轻微，临床上大多数患者几乎没有任何不适主诉，因此病变会在隐匿状态下缓慢向前发展。中期，多数患者会或多或少地出现心悸、心慌、胸痛、胸闷、头痛、头晕、四肢麻凉、四肢酸懒、间歇性跛行、视力降低、记忆力下降、失眠、多梦等临床症状，但此时基本上是停留在主观不适阶段，常规的辅助检查如心电图、血流变学、血脂、血黏度、脑血流图等，均无明显异常，因此不会引起患者的重视，导致动脉硬化的程度继续加重。当患者出现高血压、冠心病、心肌梗死等情况时，就已经进入动脉硬化晚期，此时的治疗，为时晚矣。糖尿病患者动脉硬化的发生率显著高于非糖尿病患者，同时还具有发病早、预后差的特点。目前，导致糖尿病性动脉硬化的确切原因尚不清楚，糖代谢异常和脂代谢异常似乎是糖尿病性动脉硬化发生发展的主要原因之一。高血压病患者常常合并患有糖尿病,而糖尿病患者中高血压病的发病率明显高于正常人群。糖尿病患者发生血管硬化要早于普通人群,这类患者年龄与血管硬化程度的相关性低于非糖尿病患者。

通过收缩压和脉压差测定的结果,可以判断动脉硬化的程度,因为它们能反映动脉血管的缓冲能力及波反射的时间和强度。收缩压越高说明心脏收缩期射血受到的血管壁压力越大和血管壁的弹性越差。而脉压差越大则说明动脉硬化的程度越重。主动脉脉冲波传导速度(PWV)也可用于评估主动脉硬化程度。研究表明,糖尿病患者的肱-踝动脉脉冲波传导速度增高与发生有症状的脑梗死相关,糖尿病或高血压病患者的 PWV 增加成为心血管不良事件的预测因子。因此,PWV 已经成为评估糖尿病患者动脉硬化程度和预测将来发生心血管不良事件的有效指标。

四、检查方法和诊断

对于健康人群要定期进行健康体检,及早发现,及早治疗。包括血糖、血脂、血流变、心电图、心脏彩超、冠状动脉造影等。对于已经诊断糖尿病或是冠心病的患者,也应密切关注上述指标的变化,有利于病情的控制。

葡萄糖糖耐量试验(OGTT),即空腹静脉血浆血糖(FPG)和口服 83g 葡萄糖粉 2 小时后静脉血浆血糖(OGTT2hPG)。根据其检测结果,可以筛查出空腹血糖受损、糖耐量异常及糖尿病人群,便于对症治疗。

有糖尿病症状(包括烦渴多饮、多尿、不明原因的体重下降),且任一次空腹血糖大于 7.0mmol/L,或是任意餐后 2 小时血糖大于 11.1mmol/L,都可以确诊为糖尿病,不需进行糖耐量试验(OGTT);

有糖尿病症状(包括烦渴多饮、多尿、不明原因的体重下降),空腹血糖小于7.0mmol/L,而糖耐量试验(OGTT)2小时血糖超过11.1mmol/L,就可以诊断为糖尿病;

无糖尿病症状,任意两次空腹血糖大于7.0mmol/L也可确诊为糖尿病,无需进行糖耐量试验(OGTT);

无糖尿病症状,空腹血糖小于7.0mmol/L,2次糖耐量试验(OGTT)2小时血糖大于/等于11.1mmol/L,或是2次任意餐后2小时血糖大于/等于11.1mmol/L也可诊断为糖尿病。

急性感染、创伤等应激情况下,可出现暂时性的血糖增高,应注意排除。

血糖正常者,应按照中国糖尿病防治指南所建议的,每年定期进行常规血糖检查。

五、预防及治疗

就目前的医学水平而言,糖尿病仍然是一个不能根治的疾病,因此,临床上对于糖尿病患者应进行密切的、终身的医疗关注。糖尿病合并冠状动脉粥样硬化性心脏病患者,其治疗的近期目标是控制血糖与胸闷、心悸及心绞痛等冠心病症状的出现,防止出现急性代谢性并发症和急性心血管事件,远期目标是通过良好的代谢控制(包括血糖、血压、血脂、血小板、尿酸、尿蛋白等)达到预防慢性并发症,提高患者的生活质量。包括生活方式的干预和个体化的药物治疗。

临床上需要采用各种措施来预防及治疗动脉粥样硬化,其目的是尽可能防止粥样硬化斑块的形成、消退以及其不稳定性的加重,同时促进冠状动脉侧支循环的建立。合理的防治可以延缓和阻止动脉粥样硬化病变的进展,甚至可以使之消退,让患者保持一定的生活和工作能力。同时,病变在缓慢进展的过程中又可以促使动脉侧支循环的形成，从而使病情得到改善。除了有效地控制血糖外，还要积极控制心血管病的危险因素，包括戒烟限酒、改变生活方式、控制血压和调节血脂等。

（一）一般防治措施

1. 糖尿病教育　通过对患者进行糖尿病教育，可以发挥患者的主观能动性，便于很好地配合治疗。应该首先与病人有一个良好的沟通，让患者了解疾病的危害性以及有效预防的必要性，使其能够主动与医生配合，制定一个切实有效的治疗方案，目的是让患者能够长期坚持，才能达到治疗的目的。因此，耐心说服患者接受长期的防治措施十分重要。糖尿病患者一经诊断就应该接受专业人员给予的糖尿病教育，特别是那些血糖控制不佳和使用胰岛素治疗的患者，最好是具体的个体化的饮食和运动指导。教育的具体内容包括：糖尿病、动脉硬化的自然进程，糖尿病、冠心病的临床表现，糖尿病并发症的防治（尤其是糖尿病足的护理），个体化的生活方式干预措施和饮食计划，规律运动和个体化的运动处方，个体化的治疗目标，饮食、运动与口服药、胰岛素治疗或其他药物之间的相互作用，血糖、尿糖的自我监测及其结果的意义及应采取的相应干预措施，当发生紧急情况如低血糖、心衰、心肌梗死、应激和手术时应如何应对等，对于怀孕的糖尿病患者还应做到有计划的全程监护。

2. 合理膳食　不同民族，不同地区的居民有着不同的食物构成特点和饮食生活习惯，称为膳食模式。理想的膳食模式是指人们既能从日常食物摄取中获得人体所必需的各种营养元素，又不会发生营养缺乏或营养过剩所致的诸如心血管病、糖尿病、骨质疏松症及肿瘤等慢性疾病，因此又称为健康的膳食模式。

在发展中国家提倡合理膳食是非常重要的，随着人们生活水平的提高，糖尿病、高血压病、血脂异常、高尿酸血症等病的发病率日益增加，无不与不健康的饮食习惯有关，所以建立良好的饮食习惯可以预防很多疾病的发生及发展。

2008 年，卫生部公布了中国营养学会修改的第 3 次中国居民膳食指南，《指南》由一般人群膳食指南、特定人群膳食指南和平衡膳食宝塔三部分组成。本文仅介绍一般人群膳食指南和平衡膳食宝塔两部分内容。

一般人群膳食指南共有 10 条，适合于 6 岁以上的正常人群。这十条是：

①食物多样，谷类为主，粗细搭配；②多吃蔬菜水果和薯类；③每天吃奶类、大豆或其制品；④常吃适量的鱼、禽、蛋和瘦肉；⑤减少烹调油用量，吃清淡少盐膳食；⑥食不过量，天天运动，保持健康体重；⑦三餐分配要合理，零食要适当；⑧每天足量饮水，合理选择饮料；⑨如饮酒应限量；⑩吃新鲜卫生的食物。

为了方便居民理解和实际操作，专家们结合中国居民膳食把平衡膳食的原则转化为各类食物，并以宝塔的形式直观的表达出来，便于大家在日常生活中实行(图 5-1)。

(1)控制膳食总热量，以维持正常体重为原则，40 岁以上者特别应注意控制体重。大量研究报道，超重或肥胖人群患高血压病、糖尿病、心脑血管病的几率大大高于正常体重人群，且减轻体重能显著降低血压、血糖、血脂和血尿酸的水平。体重的计算方法如下：

1)国际上常用的人体体重计算公式：

标准体重(公斤)＝身高(cm)－105 适用于成年男性；

标准体重(公斤)＝［身高(cm)－100］×0.9 适用于成年女性；

正常体重：标准体重±(标准体重 10%)；

超重：大于标准体重 10%，小于标准体重 20%；

轻度肥胖：大于标准体重 20%，小于标准体重 30%；

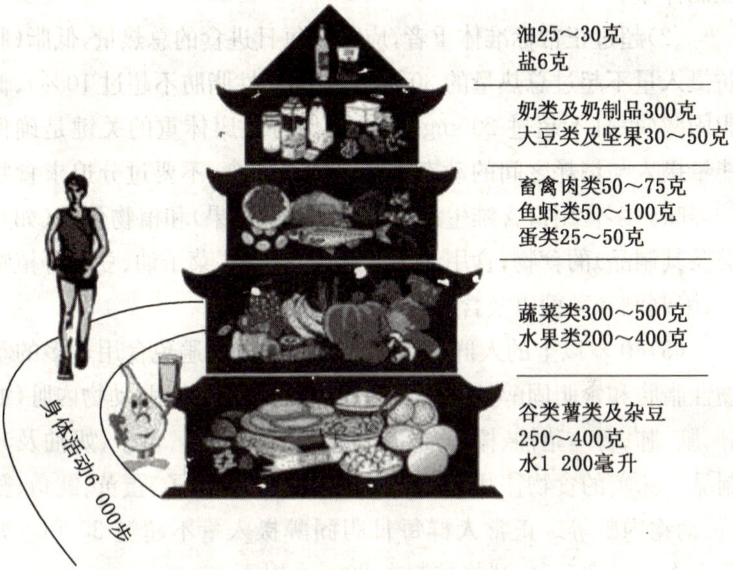

图 5-1

摘自《中国居民膳食指南(2007)》

中度肥胖:大于标准体重30%,小于标准体重50%;

重度肥胖:大于标准体重50%以上。

2)体重指数(BMI)是根据身高和体重之比来衡量人的体重是否正常的一项指标,其具体计算方式:体重指数(BMI)=体重(kg)/身高(m)^2。一般以20～23.9为正常,24～27.9为超重,大于或等于28为肥胖,小于18.5为体重过轻。将体重指数控制在20～23.9正常范围内称为适宜体重,由于体重在这个范围内的人群其患多种慢性病的几率最小,故又称为健康体重。患糖尿病和心血管病的患者,应将体重指数(BMI)控制在25以下。

3)腰围的大小也可以用来作为判定标准,一般情况下女性腰围大于或等于80cm、男性腰围大于或等于85cm则为超标,需要控制体重。

(2)超过正常标准体重者,应减少每日进食的总热量,低脂(脂肪摄入量不超过总热量的30%,其中动物性脂肪不超过10%)、低胆固醇(每日不超过200mg)饮食。保持健康体重的关键是确保能量摄入与消耗之间的动态平衡。清淡饮食,不要过分追求食物的美味。多食用富含维生素C(新鲜蔬菜、瓜果)和植物蛋白(如豆类及其制品)的食物;食用油尽量选用花生油、菜子油、豆油等植物油;限制酒和蔗糖以及含糖食物的摄入。

(3)40岁以上的人群,即使血脂正常,也应避免食用过多的动物性脂肪和含胆固醇较高的食物。包括:肥肉、鸡翅、动物内脏(如肝、脑、肺、肾),猪油、椰子油、可可油、蛋黄、蟹黄、鱼子、奶油及其制品。味美的食物往往是高胆固醇的食物,如鱼子、蛋黄、鱿鱼、蟹黄、动物内脏等。正常人群每日胆固醇摄入量不超过300mg,如存在血脂异常,则应严格控制在200mg以下。

(4)已确诊患有冠状动脉粥样硬化性心脏病的患者,严禁暴饮暴食及过度情绪波动,以免诱发心绞痛或心肌梗死;同时合并有高血压病或心力衰竭的患者,还应低盐饮食,以避免水钠潴留,增加心脏负担。健康膳食要求每天摄入的食盐总量应控制在6g以内。糖尿病患者的饮食控制更为重要,不良的饮食结构和习惯均有可能导致血压升高、血脂异常、肥胖、高尿酸血症等心血管危险因素的出现。饮食和营养治疗是糖尿病治疗的重要组成部分,是所有治疗的根基。不同人群饮食治疗的原则及目标有所不同,因此,糖尿病患者需要在专科医生的指导下,制订适合自己的饮食治疗方案。

3. 合理的运动,包括体力劳动和体育活动 适当的有规律的体育活动或体力劳动对于预防肥胖、锻炼循环系统的功能和调节血脂代谢均有益处,是预防动脉粥样硬化的一项积极措施。体力劳动应根据个体的身体情况、心脏功能状态和习惯而定,以不引起不适和不过多增加心脏负担为原则，也就是说劳动或锻炼后，不应该导致患者过度疲惫。每日进行合理的有规律的运动是维持健康体重的一个重要措施。恰当的运动量具有治疗作用。运动量太少，达不到增强体质的目的；但运动量过大，又会造成对身体的损害，使病情加重。运动不仅有助于保持健康的体重，还有助于调节心理平衡，消除压力，改善睡眠，缓解抑郁和焦虑的症状，同时还能有效地降低患高血压病、冠心病、糖尿病、脑卒中等慢性疾病的危险性。

(1)科学地估算运动量很重要，最简单的方法就是数运动时的脉搏数(即心率)来衡量运动强度。适量运动的指标是：运动时的心率(次/分)达到“170－年龄”。例如，一位60岁的糖尿病患者，运动时的心率在110次/分(170－60)左右比较适宜。

(2)通过自我感觉也可以用来判定运动量是否合适

1)运动量合适　运动后感觉微有汗出及轻度肌肉酸痛，休息5～10分钟后症状很快消失，心率恢复到运动前的水平。适量的运动后会感觉身体轻松、心情愉快，食欲和睡眠良好，且次日精力充沛。

2)运动量过大　结束运动10～20分钟后心率仍未恢复常态，同时感觉到胸闷、心慌、气短，不思饮食，夜眠差，次日周身乏力、酸痛等。此时应及时减少运动量。

3)运动量不足　运动后没有发热出汗等感觉，心率无明显变化，或在2分钟内即恢复正常。此时应适当加大运动量。

运动中和运动后如果出现呼吸困难、胸部有压迫感、头晕头痛、面色苍白等症状时，应立即停止运动并及时就医。

运动可以预防心血管病的主要机制是通过增加热量消耗，目的是控制体重，因而可以降低患心血管病的危险性；同时，适宜的运动能促进血流加速，使细胞代谢趋于活跃，提高血管内皮细胞一氧化氮合成酶的水平，增加内源性的一氧化氮浓度，而后者可明显降低患心血管病的风险。同时，运动能有效地降低血糖水平。对于患有糖尿病或是同时合并有心血管病的患者，进行运动时应做到循序渐进，以慢性有氧运动为主，如散步、慢跑、做保健操、打太极拳等，贵在长期坚持。不适宜进行剧烈活动，过量运动对心血管病的预防有害无益，同时，过量运动也有可能会引发低血糖。

4. 合理安排工作和生活

(1)首先要保持乐观、积极、愉快的心情，生活及工作要有规律，劳逸结合，避免过度劳累和情绪波动。

糖尿病是一种并发症多、预后严重的终身性疾病，不仅给社会和家庭带来沉重的经济负担，同时也会给患者带来巨大的精神压力。糖尿病患者常发生抑郁症、焦虑症、强迫症和恐怖症等心理障碍，从而明显降低患者的生活质量。糖尿病患者中抑郁症的患病率显著高于正常人群，患有抑郁症的糖尿病患者血糖控制差，微血管和大血管的并发症明显高于无抑郁症的糖尿病患者。已有的证据显示抑郁、焦虑等负性情绪可加重糖尿病的病情，导致血糖控制差、慢性并发症多。改善糖尿病患者的抑郁症状，帮助患者早日摆脱不良心理，恢复自信，有助于提高患者的生活质量。

(2)良好的睡眠是健康的标志，所以应该要让患者保证有充足的睡眠，必要时可进行药物治疗。中药对于改善睡眠质量有很好的作用，且不会产生依赖性，因此患者最好不要过早服用镇静类安眠药。

5. 提倡不吸烟，适量饮酒

(1)糖尿病合并心血管病的患者必须戒烟：烟草危害是当今世界严重的公共卫生问题之一，世界卫生组织(WHO)已将烟草流行作为全球最严重的公共卫生问题列入重点控制领域。目前全世界吸烟人数约有13亿，每年约有490万人死于烟草相关疾病。中国是全球最大的烟草生产国和消费国，全国吸烟者高达3.5亿人，每年死于烟草相关疾病的人数约100万人。预计到2020年我国每年将有200万人死于与吸烟相关的疾病，中国的控烟工作任重道远。2006年1月，第一部国际公共卫生公约世界卫生组织(WHO)《烟草控制框架公约》已经在中国正式生效，中国政府目前正在积极履行公约。

烟草及烟雾中含有4 000多种化学物质，其中有毒物质约250种，包括90多种致癌物质。这些化合物中，尼古丁是引起成瘾的物质，已被证实是一种毒品，其成瘾性与可卡因相似。烟焦油、一氧化氮、氢氰酸、氨及芳香化合物等是主要的有毒物质，可导致多种恶性肿瘤，并导致多系统疾病，如呼吸系统、心血管系统、泌尿生殖系统、消化系统、神经系统。因吸烟而致死的前几位疾病分别是肺癌、冠心病、慢性阻塞性肺病、脑血管疾病等。其中吸烟者肺癌的死亡率比不吸烟者高10倍到30倍。吸烟者患口腔癌、喉癌、胰腺癌和膀胱癌的几率比不吸烟者高得多。与吸烟相关的心脑血管疾病的发生率呈明显上升趋势。吸烟量越大、烟龄越长和开始吸烟的年龄越早，吸烟相关疾病和死亡的风险越高。吸烟人群比不吸烟人群的预期平均寿命缩短约10年以上。

吸烟对糖尿病患者的危害性很大，可以降低胰岛素敏感性，显著增加胰岛素抵抗，升高血糖，并导致血管内皮功能失调更加严重，促进糖尿病大血管并发症的发生和发展，也是导致糖尿病患者早亡的主要原因之一。一些大型临床试验研究显示吸烟是与高血压、血脂异常等危的导致糖尿病患者死亡的危险因素。吸烟可增加2型糖尿病患者冠心病的患病率，是2型糖尿病合并冠心病患者死亡的显著危险因素，也是糖尿病卒中的独立预测因素。还有证据表明，吸烟是各种糖尿病神经病变、糖尿病肾病、糖尿病微血管病变发生、发展的危险因素之一，其发生程度与吸烟量相关。

因此，必须对糖尿病患者开展广泛深入的宣传教育，采取积极有效的干预措施，说服糖尿病患者不吸烟，并鼓励、帮助其戒烟。

(2)饮酒是人类社会交往中的一种常见手段，也是饮食文化的重要组成部分。在我国古代，人们就已经认识到饮酒具有养生、保健的功效。现代流行病学资料和观察性研究均显示：饮酒是一把双刃剑，饮酒量是决定其心血管双重效应的重要因素。建议将一般人群心血管获益最大、风险最低的饮酒量范围设定为适量。适量饮酒是指男性每日酒精摄入量控制在 25g 以内、女性控制在 15g 以内。25g 酒精相当于高度白酒 50g，或 38 度白酒 75g，或葡萄酒 250ml，或啤酒 750ml。15g 酒精相当于 38 度白酒 50g，或葡萄酒 150ml，或啤酒 450ml。

适量饮酒对心血管系统具有保护效应，能降低冠心病的病死率。有研究证实，适量饮酒尤其是饮用低度果酒对心血管系统疾病的防治可能有益。葡萄酒中所含的白藜芦醇、原花青素及鞣酸等具有抗氧化作用，能延缓衰老；多酚能抑制血小板聚集，防止血栓形成，对预防心血管系统疾病有一定的作用。

过量饮酒可导致高血压病、心律失常、扩张型心肌病、猝死等心血管病，同时还会增加患酒精性肝病、肝硬化、胃肠道肿瘤和乳腺癌的风险，以及引发交通事故、精神异常、自杀、暴力、犯罪等社会相关问题。有研究显示，每天饮用酒精量超过 35g 者可明显增加高血压病和心肌病患者死亡的危险性。另外，酒精属于高热能物质，1g 酒精可在体内产生 7kcal 的热量，过量饮酒还可引起血中甘油三酯的升高。

6. 积极调控与本病有关的一些危险因素 高血压、血脂异常、肥胖症及代谢综合征等诸多因素，都可以导致糖尿病或心血管病；或导致两种疾病同时出现；对于已经存在糖尿病或心血管病的患者，会加重原有疾病的病情。下面对于常见症状或疾病分别叙述。

(1)高血压：血压升高是心血管的危险因素。血压水平与心血管危险性之间呈一明显的线性关系，急性心血管事件(CVD)发病的危险性随着血压的上升不断升高，呈连续性。收缩压每升高10mmHg，卒中的危险性增高49%，其中缺血性卒中增高47%，出血性卒中增高54%。舒张压每升高5mmHg，脑卒中的危险性增高46%。如将人群的血压水平控制在理想水平，则可预防80%的脑卒中事件和37%的冠心病事件。

在我国有28%～40%的糖尿病患者同时患有高血压。糖尿病合并血压升高的患者，心血管病的发病危险明显升高，同时也会加速心血管病、脑卒中、肾病和视网膜病变的发生和发展，明显降低糖尿病患者的生活质量、增加糖尿病患者的死亡率。合理的降压治疗可有效降低发生心血管病的危险性。糖尿病患者的血压应控制在130/80mmHg以下，如果伴有肾脏损害且24小时尿蛋白定量大于1g的患者，其血压应严格控制在125/75mmHg以下，这样可以有效降低大血管和微血管并发症发生的风险。

高血压病的治疗包括运动、减轻体重、戒烟及限盐限酒等生活方式的干预和药物治疗。若初始收缩压在130～139mmHg或舒张压在80～90mmHg时，可先进行3个月的生活方式干预。若生活方式干预效果不理想，则应开始进行降压药物治疗。肾素-血管紧张素系统(RAS)抑制剂应作为糖尿病患者降压治疗的一部分，其中血管紧张素转换酶抑制剂(ACEI)或血管紧张素受体拮抗剂(ARB)应作为首选降压药物，它们可降低1型和2型糖尿病患者微血管和大血管并发症的发病率，对保护肾脏有一定的积极作用。临床上很多患者需要使用多种降压药物联合应用方可达到满意的降压目标，使用时应注意β-受体阻滞剂和噻嗪类利尿剂对糖代谢的不良影响。

(2)血脂异常：大血管并发症是导致糖尿病患者死亡的主要原因之一。多项研究显示，血脂异常对糖尿病患者发生大血管并发症，尤其是引发冠心病有显著作用。2型糖尿病患者常常合并有导致动脉粥样硬化的血脂异常，常见的是三酰甘油(TG)升高，高密度脂蛋白胆固醇(HDL-C)降低。低密度脂蛋白胆固醇(LDL-C)升高和高密度脂蛋白胆固醇降低是糖尿病患者发生血管病变的重要危险因素。

所有血脂异常的患者都应该接受强化的生活方式干预治疗，包括减少胆固醇和饱和脂肪酸的摄入、减轻体重、增加运动、戒烟限酒和限制钠盐的摄入等。血脂异常的患者，经饮食调节和适当体力活动3个月后，仍未达到目标，则需要选用调脂药治疗，临床研究结果显示，首要的治疗目标是降低LDL-C。具体内容详见本书“第四章　糖尿病脂代谢异常及调脂治疗”。

(3)肥胖症：在全球肥胖大流行的趋势下，中国的肥胖危机愈演愈烈。目前中国的肥胖或超重人数已经超过2亿，且以每年1 000多万的速度增加，至2020年中国的肥胖人口数将超过美国。由于遗传体质原因，亚洲人的多余脂肪更容易堆积在腹部周围，中国人也最容易发生腹型肥胖，因此中国人在体重指数较低时就会发生与肥胖相关的并发症，如糖耐量异常、代谢综合征、高脂血症、高血压病、冠心病等。

肥胖人群的冠脉血流储备较正常人显著降低，且能导致微血管异常。肥胖同高血压病、糖尿病一样，均承袭一种由早期的功能性微血管受损到最后的结构性微血管受损的病理过程。微血管的重构和数量减少增加了毛细血管和靶细胞之间的弥散距离，妨碍了血液-组织交换，引起组织灌注不足和组织缺氧，进一步加重原发病，从而形成恶性循环。

减轻体重能显著地降低血压、血脂、血糖和血尿酸的水平。维持健康体重是预防心血管病的重要举措。应将体重指数(BMI)控制在18.5～23.9范围，最关键的措施是保持能量摄入与消耗之间的平衡。包括控制食物量，每餐吃七八分饱，膳食胆固醇每日300mg以下，如有血脂异常，应严格控制在200mg以内；坚持适量运动，每天累计各种活动应达到相当于6 000步的活动量。

(4)代谢综合征：代谢综合征(metabolic syndrome，MS)是一组以肥胖、高血糖(糖尿病或糖调节受损)、血脂异常(指高三酰甘油血症和/或低高密度脂蛋白胆固醇血症)以及高血压等症同时出现，有些标准中还包括微量白蛋白尿、高尿酸血症及促炎症状态(C-反应蛋白，CRP)增高及促血栓状态(纤维蛋白原增高和纤溶酶原抑制物-1，PAI-1)增高等情况协同出现，严重影响了机体的健康，是一组在代谢上相互关联的危险因素的组合。也正是这些因素的作用，直接促进了动脉粥样硬化性心血管病的发生，同时也增加了发生2型糖尿病的风险。

代谢综合征的诊断标准很多，尚未完全统一。有世界卫生组织(WHO)代谢综合征的诊断标准(1999年)、欧洲胰岛素抵抗研究组(EGIR)代谢综合征定义(1999年)、美国国家胆固醇教育计划成人治疗组代谢综合征诊断标准(NCEP—ATP Ⅲ，2001年)、美国临床内分泌学会代谢综合征诊断标准(AACE，2003年)、国际糖尿病联盟代谢综合征新定义(IDF，2004年)以及适合中国人群的代谢综合征诊断标准建议(中华医学会糖尿病分会，2004年)。参照中华医学会糖尿病分会的标准，符合以下4个组成成分中的3个或全部者，即可诊断为代谢综合征。

1)超重或肥胖，体重指数≥25.0kg/m^2(体重/身高的平方)。

2)高血糖 空腹血糖：≥6.1mmol/L(110mg/dl)，及/或糖负荷后血糖≥7.8mmol/L(140mg/dl)，及或已确诊为糖尿病并治疗者。

3)高血压 收缩压/舒张压≥140/90mmHg，及/或已确诊为高血压病并已经开始治疗者。

4)血脂紊乱 空腹三酰甘油≥1.70mmol/L(150mg/dl)，及/或空腹血高密度脂蛋白胆固醇：男性<0.9mmol/L(35mg/dl)，女性<1.0mmol/L(39mg/dl)。

防治代谢综合征的主要目标是预防临床心血管病和2型糖尿

病的发生,对于已患心血管病的患者,首要任务是预防心血管事件再发。原则上首先进行生活方式治疗,然后针对各种危险因素进行相应药物治疗。

生活方式的干预包括合理膳食、控制体重、适当运动、不吸烟、限酒等方面。通过合理的防治可以减轻胰岛素抵抗和高胰岛素血症,同时改善糖耐量和其他心血管病的危险因素。

还有学者认为本病的预防应从儿童时期开始,儿童期就应该限制进食高胆固醇、高动物性脂肪的饮食,同时应避免过量摄食,加强运动以避免儿童肥胖,留下隐患。

(二)药物治疗

药物治疗是糖尿病与心血管病治疗的核心内容,分别详见糖尿病药物治疗及冠心病的药物治疗部分。

(李　炼)

第六章　糖尿病隐匿性心肌缺血

一、概　述

冠状动脉疾病(coronary artery disease,CAD)是糖尿病患者的主要死亡因素,糖尿病患者冠状动脉疾病的发生率高达50%以上,明显高于非糖尿病患者,而且多发生在2型糖尿病患者之中。隐匿性心肌缺血(silent myocardial ischemia,SMI)亦称无症状性心肌缺血或隐匿性冠心病。临床上虽然无明显胸闷、胸痛、心前区不适等心肌缺血的症状,但实际上还是有其他证据显示存在冠状动脉缺血的情况,因此客观的无创性心脏检查中有心肌缺血的表现。

在一般人群中,无症状性的急性心肌梗死发生率为10%～15%;20%～30%的心肌梗死患者表现为无症状性心肌缺血,也就是说这部分患者没有明显的心前区疼痛等症状;确诊有心绞痛的患者中,也有约70%的缺血事件是无症状的。糖尿病患者的隐匿性心肌缺血发生率为6.4%～22%明显高于非糖尿病患者的2.5%～11%。与非糖尿病患者相比,女性糖尿病患者的心血管死亡率升高4倍,男性糖尿病患者的心血管死亡率升高2倍。

糖尿病患者由于存在血糖及血脂代谢异常,导致血管神经长期缺血缺氧,从而可引起糖尿病性自主神经病变,使病人发生痛阈变异,内源性内啡肽水平增高、中枢性或外周神经系统出现异常。因此糖尿病患者发生无症状性心肌缺血和无症状性心肌梗死的比例要明显高于非糖尿病患者,经常于偶然之中发现。糖尿病患者心肌缺血时的心电图表现可见于静息时、增加心脏负荷时,或仅在24小时的动态观察中间断出现。糖尿病患者出现无痛性心肌缺血并不是一个偶发的事件,是由于长期的糖代谢及脂代谢紊乱等因素所致,并且这些因素贯穿发生于冠状动脉疾病的整个发病过程,是一种比心绞痛更为常见的心肌缺血状态,由于患者没有明显症状,因此其危害性不容忽视。

隐匿性心肌缺血患者的预后和不良事件的发生率与有症状的心肌缺血患者相似,而糖尿病患者的预后与其是否存在隐匿性心肌缺血有密切关系。与无心肌缺血的糖尿病患者相比,糖尿病隐匿性心肌缺血患者的预后差。因此,对于无症状的糖尿病患者进行隐匿性心肌缺血情况的检测,并同时进行危险分层是非常有必要的。

二、病理生理

当心肌氧出现供需不平衡时就可导致心肌缺血,它既可以来自冠状动脉的血流减少、携氧能力下降,也可责之于心肌需氧量的增加。如果供应心肌的冠状动脉存在限制血流的严重狭窄,常常会在情绪激动或运动时出现心绞痛症状,即表现为特征性的胸骨后不适,经休息或含服硝酸甘油后可缓解。

在过去的30年里,围绕隐匿性心肌缺血进行了大量的研究。其中的一些研究显示:大多数冠心病患者发生缺血时不伴有明显的心绞痛;有10%~15%的心肌梗死是隐匿性的;隐匿性心肌缺血患者的心脏事件发生率明显增高。

冠心病病人在心肌缺血发作时可完全无症状或部分无症状,

其具体机制可能与下列原因有关：

（一）自主神经疾病损伤感觉神经末梢

糖尿病患者常出现无症状的或未被诊断的心肌梗死。许多糖尿病患者出现心肌梗死时，其临床表现多不典型，常以出汗、心烦、呼吸困难、疲劳、恶心呕吐等为主诉，而非糖尿病患者有相似主诉者仅为前者的1/5到1/3。通过动态心电图、踏车运动试验、心肌灌流闪烁照相术等无创方法检测可及时发现，无症状的心肌缺血在糖尿病患者中比非糖尿病患者更加普遍，可能与糖尿病糖、脂代谢异常等情况引发的神经损害有关。通过对死于无症状心肌梗死患者的解剖发现，其心内交感和副交感神经纤维均有典型的糖尿病神经损害。在运动激发试验中，糖尿病患者胸痛和心绞痛的感知时间（从出现以ST段下移为特征的心肌缺血到出现胸痛的时间）均比非糖尿病患者延迟，这种对痛觉感知的延迟可能与自主神经损伤和支配心脏的感觉神经受损有关。在Asymptomatic Diabeetics中的最近糖尿病无症状心肌缺血研究（Ischemia的发现，DIAB）中的结论也证实上述观点。Langer等通过对有无症状性心肌缺血的无症状性的男性糖尿病患者研究发现，这些患者常发生无症状的心肌缺血，并与自主神经功能受损有关。根据已知的研究可以推断：无痛性心肌梗死或心肌缺血的发生与参与心脏感觉的自主神经有关，但还需要大量的研究加以证实。

（二）疼痛阈值升高

Rosen等人应用PET检测用多巴酚丁胺诱发心肌缺血者的大脑局部血流发现，无症状性心肌缺血和症状性心肌缺血同时存在丘脑血流增加，但仅在那些有症状的心肌缺血患者中出现皮质前回激活。他们从而认为无症状性心肌缺血患者的痛觉传入信息的中枢处理存在异常。另有研究者通过测定血浆和脑脊液中内啡肽，发现隐匿性心肌缺血(SMI)病人在心肌缺血发作期，其血浆亮氨酸啡肽及β-内啡肽均较有疼痛者为高，提示其产生的大量内源性类物质(内啡肽)可能提高了痛觉阈值。

(三)缺血性损害轻

轻度隐匿性心肌缺血(SMI)病人，其发作可能是因为其心肌缺血严重程度较轻，缺血范围较小，持续时间较短。

目前尚不清楚导致隐匿性心肌缺血的原因是以上三种因素中的哪一种，还是三种因素联合所致，也可能还有很多其他因素参与。总之，其确切机制尚待进一步明确。

三、诊断方法

当前，隐匿性心肌缺血常用的检测方法包括 24 小时或 48 小时动态心电图监测，运动心电图检查，结合运动试验或双嘧达莫(潘生丁)注射的放射性核素心肌显像。如在动态心电图和运动试验心电图监测中，J 点 80ms 后测得 ST 段水平或下斜型压低≥0.1mV(即有心肌缺血的改变)，而无其他原因，又伴有动脉粥样硬化的危险因素，即可考虑存在隐匿性心肌缺血。进行选择性冠状动脉造影检查可以确立诊断。

四、治疗策略及预防

1 型糖尿病患者常在年轻时发病，可能在 30～40 岁时发生冠状动脉疾病(CAD)。与 1 型糖尿病不同的是，2 型糖尿病患者处在 50～60 岁或更晚时期才发病，常常在由于心绞痛、心力衰竭或心肌梗死就诊时才被第一次诊断糖尿病。而糖尿病无症状性心肌缺血患者的症状常常不典型，如可表现为劳力性呼吸困难、易疲劳或消化不良等症状，因此第一次被诊断为糖尿病的时间会更晚，存在的危险因素会更多且更加严重。对于无症状的隐匿性心肌缺血，目前大部分学者一致认为：既然隐匿性心肌缺血预示着冠心病患者心肌梗死及心血管终点事件的发生率显著升高，且预后不良，那就应该及时检出并给予积极有效的对症治疗。

ACIP研究显示，Holter监测很难检测出糖尿病患者的心肌缺血。因此，不建议无症状的糖尿病患者应用此类检查。一些研究报道，糖尿病患者常常不能完成运动试验，运动试验检测糖尿病患者心肌缺血的敏感性和特异性分别为75％和77％。

无症状糖尿病患者存在以下情况者建议进行运动试验：静息心电图提示有心肌梗死或心肌缺血；外周动脉或颈动脉出现阻塞性病变；具有两个或两个以上下列危险因素者：①总胆固醇≥6.2mmol/L，LDL-C≥4.0mmol/L或HDL-C＜0.9mmol/L；②血压＞140/90mmHg；③吸烟；④出现微量白蛋白尿，或大量白蛋白尿；⑤有早发性心血管病家族史。如果静息时心电图显示正常且可以进行运动者，应在医生看护下进行运动负荷试验。若患者不能进行运动负荷试验，也应行显像负荷试验。运动负荷试验如果呈现阳性，则应进一步进行负荷显像试验。

临床上，采用防治动脉粥样硬化的各种措施以防止粥样斑块病变及其不稳定性，力争粥样斑块的消退和促进冠状动脉侧支循环的建立。静息时心电图或放射性核素心肌显像结果，如果已经提示患者存在有明显心肌缺血改变，应适当减轻工作并进行积极对症治疗。具体的治疗策略包括积极的控制各种冠心病高危因素，如戒烟、降压、调脂、培养健康的生活方式等，同时不能忽视合理的控制血糖。在此基础上，通过药物治疗或者血管重建等手术方式改善心肌缺血，目的是减少心脏不良事件的发生及发展。

（一）一般性防治措施

包括患者及家属的健康教育；建立良好的治疗性生活方式，如戒烟、防止过度疲劳、适当运动或体力劳动、调整饮食、控制体重和调节情志。对于同时患有糖尿病和冠心病的患者来说，做好疾病管理和加强二级预防是十分重要的，这需要对进行性的多重危险因素进行长期控制与治疗。可参考本书“第五章 糖尿病与冠状动脉硬化性心脏病”的相关内容。

（二）药物治疗

合理的药物治疗以及对危险因素的调控仍然是冠状动脉疾病(CAD)治疗的基石，而且对于已经进行了血运重建的患者来说也是非常必要的。同时不能忽视以下各种因素的调控 ①控制血糖：根据患者年龄、体质等情况，使血糖维持在相对稳定的范围内，减少血糖波动；②控制血压：使血压控制在＜130/80mmHg，如果血压很难控制，则可采用小剂量多品种降压药物联合应用，尽可能维持血压在达标范围内；③调节血脂：使 LDL-C＜100mg/dl，高危患者应＜80mg/dl；④坚持抗血小板治疗，合理应用β受体阻滞剂、ACEI/ARB 制剂；⑤酌情应用硝酸酯类、钙通道阻滞剂。

1. 硝酸酯制剂 硝酸酯类药物主要用于改善心绞痛发作时的症状。已有的研究显示通过硝酸酯类药物治疗后，可以减少动态心电图监测过程中心肌缺血的发作。硝酸酯类药物减少心肌缺血的作用机理如下：①扩张静脉，降低前负荷，减少室壁张力，减少耗氧量；②扩张动脉，降低后负荷，减少耗氧量；③扩张冠状动脉，改善血管痉挛，开放冠状动脉侧支循环，增加冠状动脉血流量和供氧量；④减少静脉回流，减轻左心室舒张末期容积和压力，改善心内膜下的心肌灌注。

硝酸酯类一般舌下含服或喷雾。长效制剂可减少心绞痛发作的频率和程度，并可增强运动耐量。静脉制剂用于心绞痛严重发作或有左心功能不全时。

硝酸酯类的不良反应有头痛、低血压、心率增快、面色潮红等。并可能出现耐药性，每日应保持有一定的无药间期。严重的主动脉瓣狭窄或肥厚性心肌病引起的心绞痛则不宜应用。

2. β受体阻滞剂　β受体阻滞剂可通过减慢心率、减弱心肌收缩力及速度，降低心肌耗氧量，延长舒张期冠状动脉灌注时间，以及改善心肌缺血区的供血和侧支循环，增加心肌血流和氧的供应，达到控制患者体力活动及其他各种可诱发心肌缺血发作的应激因素，从而减少心肌缺血对心肌的损害；β受体阻滞剂还能抑制交感神经活性，有抗心律失常、改善左室结构与功能的作用；β受体阻滞剂还能防止斑块破裂，故能应用于冠心病的各种类型及长期二级预防，尤其适用于心力衰竭、心绞痛、心肌梗死后的患者，可缓解症状，减少心肌缺血的反复发作。许多的临床研究显示，β受体阻滞剂应用于冠心病患者能减少心血管事件和病死率，能以其剂量的依赖方式来减少隐匿性心肌缺血的发作频率、缩短持续时间、减轻严重程度等，同时还能阻断隐匿性心肌缺血发作的昼夜节律，尤其是阻断晨间猝死和急性心肌梗死的发作高峰，并改善预后。无禁忌证的患者应该尽早开始应用。一般为口服给药，剂量逐渐递增，直至可耐受的目标剂量。治疗的目标心率一般为50～60次/分。若有支气管哮喘、Ⅱ度以上房室传导阻滞、严重的窦性心动过缓、病态窦房结综合征应视为禁忌证。

当使用硝酸酯类或β受体阻滞剂减轻心肌缺血症状不满意时，可以应用尼可地尔。

3. 调脂治疗　导致糖尿病患者冠心病危险性增高的因素是多方面的，包括高血糖、高血压、血脂异常、高凝状态、炎症因子和吸烟等危险因素。因此，对于糖尿病患者，除了积极控制血糖、血压外，还应积极控制血脂异常等其他危险因素。由于总胆固醇

(TC)及低密度脂蛋白胆固醇(LDL-C)水平与冠心病事件密切相关,故调脂药成为改善冠心病预后及二级预防的长期治疗性用药。糖尿病患者每年至少需要检查1次血脂,如果患者已经开始使用调脂药物治疗,则应增加检测次数。

1型糖尿病患者通常都表现为三酰甘油(TG)升高,高密度脂蛋白胆固醇(HDL-C)降低,总胆固醇和低密度脂蛋白胆固醇也可升高。经过胰岛素强化治疗后,上述血脂和脂蛋白可调节至相同年龄和性别的非糖尿病人群的水平。2型糖尿病患者中血脂异常较为常见,典型表现为三酰甘油升高、高密度脂蛋白胆固醇降低及小而密的低密度脂蛋白(LDL)颗粒增加。

所有血脂异常的患者都应该接受强化的生活方式干预治疗,包括减少胆固醇和饱和脂肪酸的摄入、减轻体重、增加运动、戒烟限酒和限制钠盐的摄入等。

血脂异常患者,经饮食调节和适当体力活动3个月后,仍未达到目标者,可选用调脂药治疗。进行调脂治疗时,应将降低低密度脂蛋白胆固醇作为首要目标。在HPS,CARDS等多项一级、二级预防临床试验表明,他汀类降脂药物能有效降低胆固醇、低密度脂蛋白胆固醇,能降低心血管不良事件(脑卒中、非致死性心肌梗死、心力衰竭)发生率及心血管死亡率,并可有效降低冠心病患者或高危人群的死亡率和致残率,还能延缓斑块的进展,具有抗炎和稳定斑块的作用。且对于糖尿病和非糖尿病患者的治疗有效性是相似的。其在隐匿性心肌缺血中的治疗价值同样获得肯定,可能与其能够改善冠状动脉内皮功能有关。值得注意的是,使用调脂药物尤其是他汀类药物时,应注意监测肝功能(转氨酶)和肌酸激酶等,并需注意有无肌痛和肌病的发生。

按照《2007年版中国2型糖尿病防治指南》可将患者进行如下分类治疗:

(1)所有已经罹患心血管病的患者,无论目前血脂水平如何,都应该使用他汀类调脂药。

(2)无心血管病并且年龄在40岁以上者，低密度脂蛋白胆固醇在2.5mmol/L以上或总胆固醇在4.5mmol/L以上者，应使用他汀类降脂药；年龄在40岁以下，但同时存在其他心血管病危险因素如高血压、微量白蛋白尿、吸烟、早发性心血管病的家族史及估计的心血管病整体危险性增加时，应开始使用他汀类调脂药。

冠心病患者LDL-C的治疗目标值应$<$2.6mmol/L(80mg/dl)；高危或中度高危者则应将LDL-C水平降低30%～40%。

(3)如果低密度脂蛋白胆固醇正常或达标，而三酰甘油在1.5mmol/L以上或高密度脂蛋白低于1.1mmol/L时，可考虑使用贝特类降脂药。

(4)对于上述药物疗效不佳或对传统降脂药无法耐受时，应考虑使用如胆固醇吸收抑制剂、缓释型烟酸、浓缩的ω-3脂肪酸等其他降脂药物。

4. 钙离子拮抗剂(CCB)　钙离子拮抗剂通过阻止钙离子进入心肌细胞及血管平滑肌细胞，使心肌收缩性减弱，血管平滑肌松弛，扩张血管，改善冠状动脉血流，使心脏做功减少，心肌耗氧量减少；还能扩张冠状动脉及解除冠状动脉痉挛，减低心肌张力，扩张小动脉减轻后负荷而改善心肌缺血及保护心肌。钙离子拮抗剂对于发生在日常活动中的无症状性心肌缺血、夜间(尤其是凌晨)出现的无症状性心肌缺血及精神应激诱发的无症状性心肌缺血具有较好的疗效。一些研究显示，长效的钙离子拮抗剂能减少隐匿性心肌缺血的发作。CAPEⅡ研究显示，氨氯地平单独应用可显著地减少动态心电图监测中的隐匿性心肌缺血，且该疗效在末次服药后可持续24小时，并不增加心率。

以冠状动脉痉挛为主的心绞痛，CCB是一线用药。二氢吡啶类和非二氢吡啶类钙离子拮抗剂对心肌缺血同样有效。长效钙离子拮抗剂能减少心绞痛的发作，尤其适合同时合并有血压升高的患者应用。地尔硫䓬、维拉帕米能减慢心率和房室传导，常用于伴有心房扑动或心房颤动的心绞痛患者。在治疗心肌缺血时，长效的二氢吡啶类钙离子拮抗剂和β受体阻滞剂联合应用，比单一药物更加有效，同时还能减少不良反应。非二氢吡啶类钙离子拮抗剂还能作为β受体阻滞剂使用禁忌时的替代用药。

钙离子拮抗剂的不良反应有外周水肿、头痛、心悸、头昏等。严重的心动过缓、病态窦房结综合征、Ⅱ度及以上房室传导阻滞患者不能应用。

5. 血管紧张素转换酶抑制剂(ACEI)和血管紧张素Ⅱ受体拮抗剂(ARB) 血管紧张素转换酶抑制剂能降低血压，逆转心室重构，并改善心力衰竭患者的心功能。能显著降低冠心病患者的缺血事件，如卒中、心肌梗死等的发生率，并改善预后，这可能也与其能改善冠状动脉内皮功能有关。已有多项临床试验证实，冠心病患者应用 ACEI 获益，减少发生心脑血管事件的危险性，改善预后。ONTARGET 研究中显示，雷米普利对预防高危患者的心脑血管事件有益；而血管紧张素Ⅱ受体拮抗剂(ARB)替米沙坦不劣于雷米普利。

在稳定性心绞痛患者中，合并有高血压、糖尿病、糖尿病肾病、心力衰竭、左心室收缩功能不全、心肌梗死后的患者，应及早使用 ACEI(ⅠA 类)，有明确冠心病指征的患者使用 ACEI(ⅡA 类)；对血管紧张素转换酶抑制剂(ACEI)不能耐受者，可用血管紧张素Ⅱ受体拮抗剂(ARB)替代。

6. 抗血小板药物

(1)阿司匹林：多项阿司匹林一级预防、二级预防临床试验显示，阿司匹林可明显减少发生心脑血管事件的危险性。阿司匹林主要是通过抑制环氧化酶与血栓烷(TXA_2)的合成而抑制血小板的聚集，其最佳剂量是 75mg～150mg/d。阿司匹林对血小板的抑制作用可持续存在于血小板的整个生存周期(7±2)天。所有的冠心病患者(包括隐匿性心肌缺血患者)只要无禁忌证,均需服用阿司匹林。阿司匹林主要的不良反应是胃肠道刺激症状和出血,对阿司匹林不能耐受者,可改用氯吡格雷作为替代治疗。

(2)氯吡格雷:氯吡格雷主要是通过选择性的、不可逆转地抑制血小板二磷酸腺苷(ADP)受体,从而抑制血小板的激活和聚集。常用剂量为75mg/d,急性冠脉综合征(ACS)患者或需要支架置入者可300mg顿服。ACS置入药物支架者需要与阿司匹林联合应用,维持12个月左右,并注意出血等不良反应。

阿司匹林、氯吡格雷等抗血小板药物可显著减少心电图监测到的心肌缺血,并可预防将来的心肌梗死事件。其他尚有阿昔单抗、替若非班等药物。

(三)血管重建术

如今,血管重建术已经成为治疗包括隐匿性心肌缺血在内的缺血性心肌病的主要手段。主要是因为目前临床上应用的各种无创性隐匿性心肌缺血监测手段的敏感性和特异性有限,而有创性冠状动脉造影检查无论是对明确诊断还是对危险分层都具有重要价值。而且各种抗心绞痛药物和抗缺血药物虽然证实有效,但有部分患者仍然存在心肌缺血且预后不佳,此时血管重建术将提供更好的疗效。由于不少大规模的研究很少入选无冠状动脉疾病(CAD)症状的糖尿病患者,故目前尚无大规模的试验证实血管重建术治疗糖尿病无症状性心肌缺血患者的效果。

（李　炼）

第七章　糖尿病性心肌病

一、概　述

心肌病是指伴有心肌功能障碍的心脏疾病。按照1995年世界卫生组织(WHO)/国际心脏病学会联合会(ISFC)所制定的标准,可将心肌病分为两大类。一类是"原因不明的心肌疾病",也就是原发性心肌病,其中包括扩张型心肌病(DCM)、肥厚型心肌病(HCM)、限制型心肌病(RCM)、致心律失常型心肌病(ARVC)等四种;另一类为特异性心肌病即继发性心肌疾病,也就是原因已经明确的心肌病,大致包括酒精性心肌病、围生期心肌病、药物性心肌病、克山病等。

但是1995年WHO/ISFC心肌病的定义和分类将当时新发现的心肌病致心律失常型心肌病和限制性心肌病等心肌病纳入了其中,而致密化不良性心肌病被分到未分类型心肌病中。而且1995年分类中继发性心肌病即特异性心肌病的概念过于宽泛,以至于将慢性缺血性、瓣膜性和高血压病均纳入其中。

1995以来,心肌病的相关研究取得了显著进展,特别是在心肌病分子遗传学领域取得了突破性进展,一些心肌病的病因已经明确,并发现了新的心肌病类型。随着病因学的研究进展,原来一些"病因不明的心肌疾病"成为"伴有心脏功能障碍的心肌疾病"。心脏功能障碍包括心脏机械性障碍和心电障碍,随着心脏病分子生物学的进展，原发性电紊乱性疾病应该有所归属。2006 年美国心脏病协会(AHA)发表了“现代心肌病定义和分类”，2008 年伊始欧洲心脏病学学会(ESC)发表了“心肌病分类共识”，但 ESC 的分类与 AHA 的分类却有很大不同。世界各地专家均认为，必须修订 1995 WHO/ISFC 的分类以达成共识。国内目前仍建议采用 1995 年世界卫生组织(WHO)/国际心脏病学会联合会(ISFC)心肌病分类方法。

糖尿病性心肌病(diabetic cardionmyopathy)顾名思义，是由糖尿病所引起的，是不能用高血压性心脏病、冠状动脉粥样硬化性心脏病、心脏瓣膜病变及其他心脏疾病来解释的一种特异性糖尿病相关性心肌疾病。以左心室舒张或收缩功能障碍为主要表现，属于糖尿病的主要并发症之一。该病是由于胰岛素绝对或相对分泌不足，以及靶细胞对胰岛素的敏感性降低引起的糖、蛋白质、脂肪等的代谢紊乱，由此所引发的心脏大血管、微血管和神经病变，并在此基础上引发了心肌的广泛灶性坏死，出现亚临床的心功能异常最终进展为心力衰竭(heart failure，HF)、心律失常及心源性休克等，病情严重时可导致猝死。

糖尿病是心力衰竭重要的独立危险因子之一。糖尿病患者心力衰竭的发生率与非糖尿病患者相比，男性患者高 4 倍、女性患者则高 8 倍。糖尿病会显著增加心力衰竭患者的住院率和死亡率，如果两者同时存在，则预后极差。而充血性心力衰竭(congestive heart failure，CHF)是糖尿病患者死亡的主要原因之一。

糖尿病性心肌病有以下特征：左心室室壁的重量和厚度分别大于性别、年龄和体重相匹配的非糖尿病患者；心肌组织学发生间质胶原和糖蛋白沉积增加，严重时可出现纤维化用以代偿心肌细胞的减少；所有血管都会发生广泛性变化，典型的是心肌细胞透明样变性和微血管病变。同时出现的细胞功能显著异常和自主神经病变等可加重上述结构的改变。

多项研究结果已经显示:将糖尿病性心肌病作为糖尿病独立的并发症,目前已经被肯定。其理由主要有以下四个方面 ①临床流行病学显示:研究发现糖尿病患者发生心力衰竭的危险性呈现持续增加的趋势。在排除患者以前有冠状动脉粥样硬化性心脏病或风湿性心脏病时,糖尿病患者患充血性心力衰竭的危险仍会增加 4～5 倍。在排除与 CHF 发生有关的年龄、高血压、肥胖、冠心病和血脂异常等因素之后,这种增加的危险性仍然存在。传统的 CHF 危险因素不能解释糖尿病与 CHF 风险增加之间的相关性。由此推断,糖尿病患者发生心力衰竭的危险性增高可能是因糖尿病所致。②冠状动脉造影显示:一部分糖尿病合并心力衰竭的患者冠状动脉造影完全正常,而且通过心房调搏后测量乳酸含量,也排除了微小冠脉血管阻塞病变的存在。③治疗学方面显示:糖尿病合并心肌梗死的患者,尽管和其他心肌梗死患者一样进行积极的治疗,其结果心衰的发生率仍然明显高于无糖尿病的心肌梗死患者,提示一定另有因素促使心力衰竭的发生。④病理学方面显示糖尿病性心肌病与原发性心肌病有不同的病理特点,糖尿病性心肌病微血管病变明显,主要是血管基膜增殖和增厚,间质纤维化增加,即心肌间质 PSA 阳性物质沉积增多。而原发性心肌病的病理特点是以心腔扩张为主。心室扩张,室壁多边薄,有纤维瘢痕形成,并常伴附壁血栓,组织学为非特异性心肌细胞肥大、变性,特别是不同程度的纤维化等病变混合存在。心脏间质纤维化增生为主要病理变化。即心内膜及内膜下有数毫米的纤维性增厚,心室内膜硬化,而扩张明显受限。

二、病理生理

(一)病因

糖尿病心肌病的发病原因目前尚不十分清楚，可能与如下因素有关，现分别论述。

1. 心肌细胞代谢紊乱 糖尿病患者的收缩蛋白或钙调节蛋白经蛋白激酶c(PK-c)和一氧化氮(NO)等第二信使介导发生糖基化，导致其功能异常。

2. 心肌细胞钙转运缺陷 心肌细胞外葡萄糖水平的升高直接引起细胞内钙离子浓度的改变。现发现2型糖尿病的心肌细胞钠钙交换受抑制，而肌浆网Ca^{2+}泵正常，使Ca^{2+}逐渐浓聚于肌浆网。Ca^{2+}超负荷的心肌肌浆网，可增加自发性Ca^{2+}的释放，心肌舒张时张力增高，心脏的顺应性下降。

3. 冠状动脉微血管病变 糖尿病患者心肌存在弥漫性心肌壁内小血管病变。

4. 心肌间质纤维化 由于糖尿病病程较久，由糖基化的胶原沉积所致。

5. 心脏自主神经病变 约83%的糖尿病患者出现心脏自主神经病变。

6. 肾素-血管紧张素-醛固酮系统(RAAS)激活

(二)发病机制

糖尿病性心肌病是一种很特殊的心肌疾病，它既不同于传统的原发性心肌病，也与高血压、冠状动脉硬化所致心肌缺血无关。与非糖尿病患者相比，男性糖尿病患者其发生率增加2倍，女性增加5倍；而心力衰竭的发生率是非糖尿病患者的5倍。其发病机制有以下几种。

1. 心肌细胞代谢紊乱 有研究发现，糖尿病患者心肌细胞的收缩蛋白或钙调节蛋白经蛋白激酶 c(PK-c)和一氧化氮(NO)等第二信使介导发生的糖基化，可导致其功能异常。

糖尿病患者血脂异常能促进血管壁细胞摄取脂质，极低密度脂蛋白(VLDL)更容易转变成为胆固醇酯，低密度脂蛋白(LDL)糖化损害了肝细胞上的受体对其识别而使其代谢减慢，并通过另外受体结合而被巨噬细胞优先吞噬和降解，堆积在巨噬细胞内成为泡沫细胞而促进动脉粥样硬化斑块的形成。糖尿病患者由于糖代谢紊乱，特别是在血糖控制不理想时，三酰甘油增加，脂蛋白氧化脂蛋白酶活性增高，致氧化蛋白成分和小而密的低密度脂蛋白(sLDL)增加，均成为血管内皮细胞和平滑肌细胞的胞质毒，并参与动脉粥样硬化的发生。糖尿病性心肌病的病理学研究也呈现出与代谢相关的广泛性、弥漫性心肌损害，表现为心肌细胞肥大、变性、灶性坏死、坏死区被纤维组织所取代。

2. 心肌细胞钙转运缺陷 心肌细胞外葡萄糖水平的升高直接引起细胞内钙离子浓度的改变。Allo 等研究发现 2 型糖尿病患者的心肌细胞钠钙交换受抑制，而肌浆网 Ca^{2+} 泵正常，使 Ca^{2+} 逐渐浓聚于肌浆网。Ca^{2+} 超负荷的心肌肌浆网，可增加自发性 Ca^{2+} 的释放，心肌舒张时张力增高，故 2 型糖尿病患者的心脏以顺应性下降为主。1 型糖尿病患者的心肌细胞，其钠钙交换和 Ca^{2+} 泵均受抑制，虽然细胞内 Ca^{2+} 浓度升高不明显，但舒张期不能及时降低，故 1 型糖尿病患者的心脏以舒张功能异常为主。

3. 冠状动脉微血管病变 微血管系指微小动脉和微小静脉之间的毛细血管及微血管网。高血糖所致的蛋白质非酶促糖基化，心肌缺氧伴随的血流动力学改变，以及多元醇旁路代谢增强等是形成微血管损害的主要原因。尸检时发现糖尿病患者的心肌存在弥漫性心肌壁内小血管病变，而心肌壁外较大的冠状动脉正常。

组织学检查显示，小血管周围脂肪浸润、内皮及内皮下纤维增生、基膜增厚。死后心脏灌注观察微循环的研究发现，50%的糖尿病患者有微血管瘤存在，证实类似于视网膜和肾脏的小血管病变，在心脏同样存在。上述病理改变可降低心肌小血管对血管活性物质的反应性而影响冠状动脉的储备功能，从而导致心肌缺血。

4. 心肌间质纤维化 糖尿病病程较久者，可显示心肌纤维化以及PAS染色阳性物质增多等的组织学改变，系由糖基化的胶原沉积所致，此外，尚与糖尿病微血管病变致心肌供血减少，加重纤维化形成有关。

5. 心脏自主神经病变 自主神经病变在糖尿病患者中非常常见，用标准的自主神经功能试验进行检查可以发现，糖尿病自主神经病变发生率在40%以上，但仅少数患者有症状。大多数有心力衰竭(heart failure，HF)临床证据的糖尿病患者都存在不同程度的自主神经病变。糖尿病心脏自主神经病变，一方面表现为心脏压力感受器功能异常而导致高血压，另一方面表现为交感神经系统亢进导致的静息时和运动期间QTc间期延长，从而导致致死性室性心律失常和心脏猝死的风险明显增加。

胰岛素抵抗导致多元醇旁路代谢增强、细胞内山梨醇和果糖浓度升高以及心脏微小血管硬化是糖尿病心脏自主神经病变的主要原因。约83%的糖尿病患者出现心脏自主神经病变。病程早期以迷走神经损害为主，发展至晚期，则迷走及交感神经均可累及。心电图描记可发现持续性心动过速、Q-T间期延长、心率变异性减弱，以及严重的室性心律失常等改变，促进了心力衰竭的发生，严重者甚至出现无症状性心肌梗死以及心脏猝死。

6. 血脂代谢紊乱 血脂代谢紊乱是糖尿病患者的另一显著特征，极低密度脂蛋白胆固醇(VLDL-C)升高、三酰甘油升高可直接干扰机体的三磷酸腺苷(ATP)代谢。随着心肌细胞无氧糖酵解受到抑制，同时转变为无氧代谢后，游离脂肪酸(FFAs)及其代谢产物(柠檬酸盐)就会反复堆积,产生脂毒性;同时伴随心肌基因表达异常,最终导致心肌肥厚,使心肌的收缩功能受损,甚至使心肌细胞坏死、凋亡。

7. 糖基化终产物(AGE)增加 由于葡萄糖不能被有效利用,从而产生过量的糖基化终产物和脂质过氧化物,促进细胞因子增殖,导致血管壁基底膜增厚;而糖化的纤维蛋白沉积,导致血管管腔狭小、血流淤滞不畅、闭塞微血管,形成糖尿病微血管病变。而心肌则出现胶原沉积和纤维化改变。

8. 肾素-血管紧张素-醛固酮系统(RAAS)激活 胰岛素抵抗时的高胰岛素水平会直接激活RAAS系统,导致血管紧张素原产生增加,细胞血管紧张素Ⅱ受体表达增加,而激活的RAAS系统会使水钠潴留、血管收缩,并促使心力衰竭的发生。而心脏局部的RAAS系统被激活后,血管紧张素Ⅱ增加可引起心脏成纤维细胞增殖,使心脏舒张功能受损。心力衰竭发生后可进一步地激活RAAS系统,由此则形成恶性循环。

9. 其他

(1)脂肪酸利用增加:最新的研究结果显示,糖尿病患者伴有葡萄糖的利用下降,而脂肪酸利用增加,导致毒性脂肪酸中间产物积聚,进一步抑制心肌利用葡萄糖。由此可能导致ATP耗竭、阻止乳酸生成、增加心肌氧耗,从而造成心肌功能受损。

(2)微循环障碍引起心肌细胞缺血缺氧:糖尿病早期就可发生循环障碍,造成心肌血流的灌注不足,引起心肌缺血、缺氧,加重了心肌细胞的二次损害,导致心肌细胞供能供氧和代谢产物的堆积日益严重。

(三)病理

1. 心肌细胞病变 心肌细胞肥大、变性、坏死,坏死区纤维化。同时心肌肌凝蛋白ATP酶活性下降,肌浆网对钙离子的摄取能力下降，舒张期心肌细胞内游离钙离子浓度增加，心肌舒张期顺应性下降。

2. 血管病变 为糖尿病性心肌病的特征性改变之一。主要累及肌间小动脉，而心外膜冠状动脉完全正常（合并冠心病者除外）。主要表现为细小动脉血管内膜及内膜下增生、纤维化及PAS阳性物质沉积，管腔变窄，使其舒张功能下降，冠状循环储备减低，毛细血管基底膜增厚及毛细血管瘤形成，并有大量糖原蛋白沉积，从而影响毛细血管的交换功能。

3. 心肌间质病变 心肌间质纤维化是糖尿病性心肌病的特征性病理改变，其病理学呈广泛性、弥漫性的心肌损害，包括心肌细胞肥厚、变性、灶性坏死，坏死区被纤维组织取代。

4. 血流动力学改变 可表现为限制型心肌病和扩张型心肌病两种类型，前者多见于早期，主要为心脏舒张功能不全；后者多见于晚期，主要是左室扩大、左室肥厚、收缩功能受损及左室舒张末压增高，并可合并左室舒张功能障碍。当左室容积明显增大时出现心脏收缩功能不全，最终出现心力衰竭症状。

三、诊断方法

（一）诊断

糖尿病性心肌病早期诊断很重要，因为这样可以进行早期干预。但糖尿病性心肌病的临床过程往往是隐匿的、进展缓慢的，早期常无任何临床症状和体征。各种常规检查，如心电图、心脏超声、胸片等亦无阳性提示。糖尿病性心肌病目前尚无统一的诊断标准，以下几点可供参考。

1. 明确诊断为糖尿病（尤其是1型糖尿病）且长期血糖控制不佳者。

2. 长期控制欠佳的高血压。

3. 弥漫的冠状动脉粥样硬化，心脏扩大伴心脏收缩功能受损，心脏无扩大者则有舒张功能障碍。

4. 有心力衰竭的临床表现，并排除了高血压性心脏病、冠心病及风湿性心脏瓣膜病、特发性心肌病、心肌炎等其他心脏病引起的心衰。

5. 心肌蛋白的糖基化。

6. 有其他微血管病变，如眼底视网膜病变、肾脏血管病变。

7. 有自主神经受累的表现及周围神经病变。

8. 必要时行心肌活检，发现微血管病变及 PAS 染色阳性者可确诊。

辅助检查中超声心动图是目前诊断糖尿病性心肌病最有效的检查方法之一，但是并没有特异性。超声心动图可反映糖尿病性心肌病早期出现的心脏舒张功能受损情况，如室壁厚度增加、左室等容舒张时间延长，以及二尖瓣 E/A 比值<1 等。超声心动图还能反映病情进展后出现的心脏收缩功能延长，如射血分数降低、左室舒张末直径增大以及每搏输出量减少等。

临床上如果发现有以上情况存在时，应考虑糖尿病性心肌病的诊断。

（二）鉴别诊断

糖尿病性心肌病要排除病毒性心肌炎、风湿性心脏病、冠状动脉硬化性心脏病、先天性心血管病、甲状腺功能亢进性心脏病、肺源性心脏病等疾病，主要与冠状动脉粥样硬化性心脏病进行鉴别。单纯的冠心病患者，没有糖尿病或长期血糖控制不佳的病史；不仅没有烦渴、多饮、小便多、消瘦等症状，亦无长期血糖控制不佳导致的眼底视网膜病变、肾脏血管病变、自主神经及周围神经病变所引起的症状；实验室检查冠状动脉硬化性心脏病无血糖、尿糖升高的表现，冠状动脉造影显示主要分支存在狭窄性病变者有助于两者的鉴别。

四、治疗策略及预防

（一）治疗

目前尚无特效的治疗方法，可采取以下治疗措施。

1. 控制血糖　血糖控制达标与否显然与糖尿病性心肌病的发生及发展有非常直接的关系。已有的临床资料显示，血糖控制不佳者心血管病的死亡率明显增加，且与心力衰竭患者的死亡率有一定的相关性。所以控制血糖必然是防治糖尿病性心肌病的一项基础治疗措施。

有研究显示，糖尿病性心肌病患者，经 1 年严格的血糖控制后，心力衰竭发生率下降了 29%。近来亦有研究显示，对于糖尿病合并心血管病的患者，过于严格的血糖控制，由于增加了低血糖发生的风险，其后果可能会增加终点事件死亡的发生率。因此糖尿病合并心血管病的患者，在选择降糖方案时，应根据个体情况，使血糖逐步控制在相对安全的范围内。血糖很高时，不宜在短时间内将血糖进行严格的控制。

二甲双胍通过抑制肝糖异生和输出，促进周围组织对葡萄糖的摄取和利用来降低血糖并改善胰岛素抵抗；二甲双胍还有减轻心肌细胞内钙离子超载的作用。但其缺点是有可能导致乳酸性酸中毒。

健康的生活方式如节制饮食、戒烟、减轻体重，并进行适当的体育锻炼，不仅可以提高机体胰岛素的敏感性、降低血糖，而且是一种有效预防因肥胖加重心肌功能异常的辅助治疗措施，是基础治疗。

2. 降血压 治疗高血压是基本治疗措施之一。糖尿病性心肌病患者常常出现血压升高,而并发高血压病。一旦并发高血压病则被视为引发心脑血管事件的高危因素,因此必须及时进行降压治疗。在 UKPDS 研究中显示,2 型糖尿病患者的血压降低 10/5mmHg 可使心力衰竭的发生率下降 65%。但由于糖尿病是其原发疾病,而一些降压药物会影响糖代谢,因此患者在选用降压药时,需要全面考虑,慎重应用。

临床上常用的噻嗪类利尿剂,可在不影响患者空腹血糖的情况下升高糖化血红蛋白(HbA_{1c}),从而增加患者微血管病变的发生率,故应用时须谨慎。理想的降压药有钙拮抗剂(CCB)、血管紧张素转换酶抑制剂以及 α_1-受体阻滞药哌唑嗪类等药物。这些药物能改善胰岛素敏感性,可根据患者病情常规应用。

(1)血管紧张素转换酶抑制剂(ACEI)和血管紧张素Ⅱ受体拮抗剂(ARB):ACEI 和 ARB 能抑制 RAAS 系统的激活,从而改善糖代谢,减轻胰岛素抵抗。这两类药物还能有效地抑制心肌间质纤维化和心室肥厚,减轻心室重构,延缓心衰的发生和进展。因此其功效不仅仅在于简单的降血压。

ACEI 已经成为治疗心力衰竭的基石,有多项大规模多中心的国际临床研究表明,其能明显改善运动耐量并降低死亡率。ACEI 可改善心肌收缩力、扩张冠状动脉、抑制心肌细胞肥大、减少再灌注损伤,对糖尿病患者的心血管具有保护作用,还可以减轻心肌肥厚,保护肾脏;ACEI 还可以提高缓激肽利用率并改善胰岛素敏感性,降低胰岛素抵抗,使患者的葡萄糖转运及代谢明显好转,是理想的降压药物。糖尿病患者心脏负荷增加及微血管病变引起心肌缺血,可激活肾素-血管紧张素(RAS)系统。AT-Ⅱ可引发心脏及血管纤维化,从而加剧心肌收缩功能恶化的进程。因此所有的糖尿病性心肌病患者都应使用 ACEI 进行治疗,是糖尿病患者的首选药物,除非有禁忌证或不能耐受。

对 ACEI 不能耐受其副作用(如咳嗽)者，可选用血管紧张素Ⅱ受体拮抗剂(ARB)替代。且在 RENAAL 研究中显示，与服用传统降压药相比，应用氯沙坦可使 2 型糖尿病肾病患者因心力衰竭住院率降低 32%。因此，糖尿病患者应用血管紧张素Ⅱ受体抑制剂的获益不仅仅是控制血压，同时对心血管系统具有保护作用。目前尚没有证据证明 ARB 优于 ACEI。

(2)钙通道拮抗剂：动物研究显示维拉帕米可逆转糖尿病心肌病中心肌细胞的钙转运缺陷，应用维拉帕米似乎更合理，但它和地尔硫䓬、硝苯地平有可能会导致充血性心力衰竭的左心功能恶化，仍应慎用。若糖尿病性心肌病仅表现为舒张功能障碍，则可以考虑应用钙通道拮抗剂，但是对于有收缩功能明显减退的糖尿病性心肌病患者，应用钙通道拮抗剂治疗尚有顾虑。

(3)β 受体阻滞剂：研究显示，高血糖与高胰岛素血症共同作用于血管紧张素Ⅱ(AT-Ⅱ)、交感神经系统及内皮素，导致肾素-血管紧张素系统激活。肾素-血管紧张素-醛固酮系统(RAAS)被激活后，可导致糖尿病患者的交感神经系统活性增强。这就是糖尿病患者使用 β 受体阻滞剂治疗本病的药理学基础。此外，糖尿病患者服用 β 受体阻滞剂后，自主神经系统的正常调控功能将被恢复，并且可以降低心脏猝死事件的发生率。有报道称，使用 β 受体阻滞剂治疗 3 个月后，糖尿病性心肌病患者的左心室功能及存活率均会得到明显的提升。然而，由于本品会导致胰岛素抵抗，并可干扰糖代谢及血脂代谢，因此临床应用时争议颇多。随着对心力衰竭发生机制认识的深入，尤其是交感神经系统的过度激活在心力衰竭中的破坏作用，使得 β 受体阻滞剂成为治疗心力衰竭的必要药物。在 CIBSⅡ、CIBSⅢ、MERIT-HF 等多个大型多中心的临床试验中已经被证明，β 受体阻滞剂能够阻断和逆转心脏的重构、改善左心室的功能。对轻到中度的心力衰竭患者，能明显地降低其死亡率达 32%～34%。近期数项选用新一代 β 受体阻滞剂

(琥珀酸美托洛尔及卡维地洛等)的临床研究显示,本药对于患者存活率、左心室射血分数(LVEF)及左心室重塑逆转均有改善,且无掩盖低血糖、恶化血糖控制以及增加糖尿病发生率等不良反应,并且卡维地洛具有改善胰岛素抵抗的作用,而且不掩盖低血糖的症状,更能使心力衰竭患者的病死率降低高达67%,是糖尿病性心肌病患者首选的β受体阻滞剂。应用β受体阻滞剂时应避免和噻嗪类利尿药合用,因为两者均可增加胰岛素抵抗,减少胰岛素释放,加重高血糖,并且可能会引起并加重高脂血症和阳痿。

3. 调节血脂 研究表明与正常体重的糖尿病患者相比,即使中度肥胖的糖尿病患者,其左室舒张期僵硬也很明显;糖尿病患者较正常人群患高脂血症的概率要高,相当一部分的糖尿病性心肌病患者存在血脂代谢紊乱,且近来他汀类药物在心衰中的应用越来越受到关注,所以需要进行调脂治疗。在HPS研究中显示,糖尿病患者应用他汀类药物后心血管事件的发生率降低了22%。

普罗布考是一种强抗氧化的调脂药物。一项糖尿病鼠模型试验显示,经本品治疗8周后,左心室及主动脉压明显下降。另有试验发现,试验动物心脏的硫巴比妥酸反应物质增多,似乎提示存在明显的脂肪过氧化反应。因此,抗氧化缺陷的糖尿病性心肌病患者,采用普罗布考治疗有逆转病变的可能,并且可以改善心脏功能。

4. 抗心衰治疗

(1)以收缩功能障碍为主的充血性心力衰竭患者的治疗同一般心力衰竭。

(2)以舒张功能障碍为主的患者,应以钙离子拮抗剂为主,同时配合其他抗心衰药物治疗,如利尿药、血管紧张素转换酶抑制药及硝酸酯类等。

(3)β-受体阻滞药:对糖尿病患者低血糖反应时机体的肾上腺素能反应有钝化作用,选用有内在交感反应的β受体阻滞药则无此钝化作用。由于窦性心律失常的糖尿病患者的心房的应激性起搏功能受损，应用那些影响心脏前、后负荷的药物时应慎重。

5. 改善微循环　大量的临床研究证实，糖尿病患者早在糖尿病前期即存在微循环障碍，因此应及早给予改善微循环的药物治疗，如山莨菪碱(654-2)或东莨菪碱等药物。

6. 营养心肌　研究证实，2 型糖尿病患者的辅酶 Q_{10} 降低，而辅酶 Q_{10} 的缺乏会严重影响心功能，给予辅酶 Q_{10} 口服可以提高血浆中辅酶 Q_{10} 的浓度。另外，适量的补充 ATP，可增加心肌能量供应，并促进心功能的恢复。

7. 治疗心绞痛　应用抗心肌缺血药物治疗。

8. 其他　合并酸碱失衡及水电解质紊乱者，应注意及时纠正；用阿司匹林、双嘧达莫或噻氯吡啶等改善血液凝固性异常。

(二)预防

1. 糖尿病心肌病预防的重点在于糖尿病的二级预防，防止各种并发症的发生。因此，对患者实施糖尿病教育，控制好血糖是预防的关键，同时还要进行相应的调脂及降压治疗。这样方可降低“三高现象”的连锁反应，减轻细胞的皱缩与水肿效应，从而可以维持正常细胞膜的功能。胰岛素缺乏或胰岛素抵抗引起的代谢紊乱是糖尿病心肌病的始动因素，因此，控制血糖是防治糖尿病心肌病的基本措施。

研究证明，在糖尿病的早期，改善各种代谢异常将延缓和阻止糖尿病并发症发生，降低血脂和脂肪酸氧化可有效地预防糖尿病心肌病。

2. 适量的体育运动不仅可以增强血液循环，改善微循环功能，冲刷与按摩血管内膜，而且可以改善细胞膜功能，有利于维持血糖的稳定。

3. 定期检查心肌抗核抗体，以排除自身免疫反应。若发现自身免疫心肌病应早期采取措施，防止对心肌的继续损害。

4. 防止感染，避免罹患感染性心肌病，如果有感染迹象，应及时行抗感染治疗。

（李 炼）

第八章　糖尿病自主神经病变与心血管病（糖尿病心脏自主神经病变）

一、概　述

自主神经和躯体神经功能的异常及损伤，可导致糖尿病神经病变的发生。如果糖尿病患者出现了外周神经功能异常的症状和/或体征，并且排除其他原因后，就可以诊断为糖尿病神经病变。糖尿病自主神经（植物神经）病变是糖尿病重要的慢性并发症之一，在糖尿病患者中极为常见，因为其发病隐匿、病程长，因此经常不能得到及时诊断及治疗，极大地影响了糖尿病患者的生活质量和长期生存率。糖尿病控制与并发症试验（DCCT）研究的综合资料显示，血糖控制的好坏与自主神经病变的发生与发展有关。法国的一项多中心研究结果显示，51％有心脏自主神经病变的患者，其神经病变的发生与他们的体重指数、糖尿病病程、尿白蛋白与肌酐的比值等有很大关系。糖尿病自主神经病变可累及心血管系统、泌尿生殖系统、消化系统、排汗运动神经和动眼神经等单个或多个器官功能异常，可以有较显著的临床表现，也可以是亚临床性的，临床上无明显的分期。心脏自主神经病变与严重的心血管事件直接相关，其临床表现较为突出，并且目前有很多方法可以直接检测心血管自主神经功能。因此，本节主要讨论心血管系统的自主神经病变。

二、病理生理

由于早期糖尿病神经病变的资料相对缺乏，加之动物模型又缺乏结构的异常，因此，目前对于糖尿病神经病变的发病过程不是十分清楚，还有待于进一步明确。现有的资料表明，糖尿病神经病变患者的神经传导速度减慢，且幅度明显减弱，由此提示发生了脱髓鞘和轴突的变性。在腓肠神经的病理活检结果中，也发现了病变神经的脱髓鞘样改变，并存在轴突变性及神经轴突的再生。有学者认为，这与神经内膜的微血管病变有关。虽然许多糖尿病的动物模型都可以有神经病变的功能改变，如血流速度减少及神经传导速度减慢等，但大多数都没有显示出形态上的病理变化。

三、发病机制

糖尿病自主神经病变的发病机制至今尚不十分清楚，可能是多种因素相互作用的结果，但大家公认高血糖是其中重要因素之一。起病之初主要表现为因血糖升高所引起的代谢性神经病变，其次则是血管性病变。神经血管功能不全、神经纤维的代谢障碍、神经体液生长因子的缺乏，以及自身免疫损害等，都可能会导致糖尿病自主神经病变的发生。

高血糖可增加山梨醇及果糖的含量，使肌醇含量减少，这些都会导致神经细胞、轴索和髓鞘发生电生理及病理方面的改变，最终导致神经损害。高血糖可使血管胶原蛋白和结构蛋白发生非酶糖基化，增加毛细血管通透性，使毛细血管和小动脉的内膜、基底膜增厚和内皮细胞增生，轻则出现微循环障碍，损伤神经组织；重则使管腔狭窄，血液黏稠，血行缓慢，甚则形成血栓，导致神经组织缺血、缺氧。微血管病变可能是导致糖尿病神经病变的重要原因之一。微血管内皮细胞损伤、血流动力学改变，以及血液理化性质的改变等，都会导致微血管血流速度减慢、神经内膜缺血缺氧，最终发展为神经病变。有研究显示，2 型糖尿病患者一氧化氮水平的下降与长期代谢紊乱有关，而一氧化氮水平的下降可能是引起糖尿病自主神经病变的重要原因之一。另外，糖尿病患者花生四烯酸代谢异常，前列环素与血栓烷的比例下降，使血液呈现高凝状态，则会进一步加重神经组织的缺血缺氧。

四、临床表现

心血管自主神经病变最早出现的指标是心率变异下降。主要的临床表现包括：直立低血压、运动耐量异常、手术间心血管系统不稳定，以及增加死亡的危险性。

（一）直立性低血压

直立性低血压，又称体位性低血压，是指当体位由卧位改为立位时，血压出现反应性下降：舒张压下降大于 10mmHg 或是收缩压下降大于 20mmHg。糖尿病患者如果出现直立性低血压，则表明其交感神经传出的运动纤维出现了损伤，整个内脏的血管系统都会有所表现，则会出现皮肤、内脏和整个血管的阻力下降。出现直立性低血压时，典型的症状是头晕和晕厥，其他也可以表现为头昏、神倦乏力、视物模糊和颈项不舒等。另外，也有很多患者在出现直立性低血压时，并没有明显临床不适。

（二）运动耐量异常

自主神经功能异常可导致运动耐量失常。有研究显示，运动时心血管自主神经病变患者的心排血量下降；心血管自主神经病变患者的心率和血压对运动的反应下降，也就是说，运动并不能明显提升此类患者的心率及血压。另有研究表明，随着心血管自主神经病变病情的加重，运动时心率增加的幅度及心率最大增量均会减少。影响运动耐量的因素还包括射血分数降低、收缩功能不全及舒张期充盈受限等，因此，临床上在对怀疑有心血管自主神经病变的患者进行运动耐量试验前，应先对患者进行心脏负荷试验，以免出现意外。

（三）隐匿性心肌缺血和心脏去神经综合征

一般情况下，隐匿性心肌缺血是通过运动负荷试验的检测来发现的。引起糖尿病患者隐匿性心肌缺血的原因尚不能明确，但是因缺血所致的痛阈降低定会影响患者对起始时间的判断，从而延误治疗的最佳时机。大多数研究提示，隐匿性心肌缺血与心血管自主神经病变关系密切，二者相互影响。另有研究表明，有心血管自主神经病变的患者较无心血管自主神经病变的患者发生隐匿性心肌缺血的几率增加；并且糖尿病患者较非糖尿病患者的心绞痛阈值明显降低，甚至于糖尿病患者在出现严重心肌缺血后，仍可以坚持长时间的运动，而没有明显的疼痛症状。痛感延迟的程度与心血管自主神经病变病情的轻重有关，病情越重延迟的时间越长；反之则短。出现上述情况的机制可能如下：神经病变导致自主神经的心肌感受传入纤维受损，因而阻碍了痛觉的传导，故导致糖尿病患者对局部的痛觉感觉减弱。但并非所有糖尿病患者在出现心肌梗死时都没有疼痛的感觉，在抢救糖尿病患者心肌梗死的过程中，仍有很多需要使用吗啡等止痛剂来缓解疼痛，解除焦虑情绪。在临床治疗过程中，对于糖尿病患者，无论疼痛出现在胸部的任何部位，都必须首先除外是否源于心肌；同样，如果出现不明原因的头晕、乏力、恶心、呕吐、食欲不振、咳嗽、呼吸困难、水肿等情况时，都要注意除外隐匿性心肌缺血甚至梗死的可能。

五、诊断方法

早些时候，由于自主神经功能异常对于糖尿病患者的影响没有引起足够的重视，因此这方面的检查手段就落后于运动神经功能以及感觉神经功能障碍的相关检查。

直到20世纪70年代初期，Ewing等人才提出了无创性心血管自主神经功能的5种简单检测试验，包括Valsalva动作、深呼吸心率反应、站立心率反应、站立血压反应及持续握拳舒张压反应。通过上述检查，可以发现20%～40%的糖尿病患者伴有自主神经功能的异常，直到现今这些检查仍被广泛应用于临床。

1988年San Antonio糖尿病神经病变会议上，专家们发表的共识是迄今为止最为详尽的综合指南。针对心血管自主神经病变的评估，推荐应用具有强的循证医学依据的3种心率反应检测及2种血压检测。同时还提出了可将心血管自主神经病变的发展分为3个阶段：早期阶段，只有深呼吸心率反应的异常；中期阶段，Valsalva反应异常；严重时则见直立性低血压的发生。

1992年在糖尿病神经病变第二次会议期间，再次强调了纵向评估糖尿病神经病变的方法为Valsalva试验、深呼吸心率反应和站立血压测定。

（一）Valsalva动作试验

受试者平卧，深吸气后即开始进行持续15秒的呼气动作，其间保持呼气压在40mmHg（压力测量仪显示），同时记录心电图。本实验可引起突然的一过性胸腔和腹腔压力的升高，继则出现血流动力学的改变，由此可以观察心率的变化。连续做3次，计算每次动作最大心率和最小心率比值的平均值，称为Valsalva比。比值大于1.21为正常，小于1.10则属异常。

正常的 Valsalva 动作反应包括以下四个阶段：

第一阶段：深吸气后及呼气前，短暂的收缩压升高和心率加快；

第二阶段：用力呼气会增加胸腔内压，减少回心血量，降低心排血量，使血压下降及心率增加；

第三阶段：呼气压力去除后会导致血压进一步下降；

第四阶段：当呼气压力彻底去除后，胸腔压力降低，回心血量增加，心排血量也增加，使血压升高及心率减慢。

当糖尿病患者出现神经病变后，反射通路受阻，心率反应减慢；有时也可出现用力呼气时血压下降幅度减小，随后去除呼气压力时恢复也缓慢。Valsalva 动作检查可能是糖尿病自主神经病变患者纵向发展的最好随诊方法，定量的测定可以随时观察到患者缓慢、渐进和微小的病变过程，有利于疾病的预防和控制，但一定需要患者的密切配合，良好的医患关系是关键。

(二)深呼吸心率反应

正常情况下，吸气时心率增加，呼气时心率减慢。试验时要求受试者在 1 分钟内均匀地做 6 次(5 秒吸气，5 秒呼气)深呼吸，并持续做 1 分钟的心电图。重复 3 次，计算每次最大心率和最小心率的差值，并取平均值，大于 15 次/分为正常，小于 10 次/分为异常。

(三)站立心率反应

健康成人由卧位变成站立后心率会在第 15 秒增加到最高值，其后心率会相对减慢，至第 30 秒降到最低值。糖尿病心血管自主神经病变患者此种典型心率变化消失，仅显示逐步增加的心率。可用最长 R-R 间期(第 30 秒)与最短 R-R 间期(第 15 秒)的比值(30∶15)来体现，大于 1.04 为正常，小于 1.00 为异常。因个体差异,30∶15 比的计算可采用 20～40 秒内的最长 R-R 间期与 5～25 秒内最短的 R-R 间期的比值。

(四)站立血压反应

正常人卧位和起立后的血压通过自身的调节,一般不会有太大差别,直立体位时,由于重力的作用,瞬间内血液积于下肢,会导致血压下降,反射性心动过速和周围及内脏血管收缩会使这种下降的血压迅速得到纠正。糖尿病患者因存在自主神经病变,导致此种压力调节机制受损。试验时要求测量患者卧位和站立起来后 1 分钟时的血压,收缩压下降大于 30mmHg 为异常,通常还会伴有头晕、眼花,甚则可出现一过性意识障碍等。

(五)持续握拳舒张压反应

在正常人群中,骨骼肌的持续收缩会导致收缩压和舒张压增加及心率加快,而糖尿病自主神经病变患者常表现为舒张压轻微升高。测量时先用握力器测出最大握力,再用最大握力 30%的力量持续握住握力器 5 分钟,舒张压升高大于 16mmHg 为正常,而舒张压升高小于 10mmHg 为异常。

六、治　疗

(一)心率及心律异常

对于心率及心律异常,目前尚无特异性的治疗方法,主要是要及早诊断,对症处理。良好的血糖、血压及血脂的控制,有利于本病的预防及治疗。由急性冠脉综合征引起的恶性心律失常,需要特殊对待,严密监护,及时采取抗凝、溶栓、介入等治疗。

(二)体位性低血压

1. 一般治疗 睡眠时高枕卧位，枕高 25cm 左右，起立时动作宜缓慢。慎用或不用降压药、利尿药、三环抗抑郁药、血管扩张剂。治疗时注意补充血容量，平时可经常穿着弹力袜，以加强外周血管阻力，增加回心血量。

2. 西药治疗 针对糖尿病自主神经病变，目前还没有特效的药物治疗。治疗的关键还在于控制血压、血糖及血脂等情况。也有报道，根据不同情况可以采用以下药物进行对症治疗。

(1)氟氢可的松：每天 0.1～0.3mg，口服。可以维持体内血钠浓度、增加去甲肾上腺素的加压作用等。

(2)麻黄素片：每次 25mg，每日 3 次口服。适用于无心动过速的患者。

(3)咖啡因及肾上腺素能受体激动剂等。

3. 中药治疗 中医中药对于糖尿病自主神经病变的治疗没有固定的某种药物，但可以通过辨证论治进行对症治疗，对于延缓病情的发生及发展具有一定的作用。具体内容可参考本书后面中医中药治疗部分。

（胡国庆）

第九章　糖尿病与高血压病

一、概　述

随着我国经济的快速发展，膳食结构及生活方式的不合理，我国糖尿病的发病人数已跃居世界第二位，据专家预测，到 2025 年我国糖尿病的发病人数将由 2003 年的 2 300 万上升到 5 930 万。糖尿病患者中高血压病的发生率很高。据统计，在新诊断的 2 型糖尿病患者中，高血压病的发病率为 35%～70%；在合并糖尿病肾病的 1 型糖尿病患者中，约 85%的患者合并有高血压病。同时，高血压病患者较非高血压病患者更容易患糖尿病。在一项纳入 12 550 名受试者的大型前瞻性研究中，在对年龄、性别、种族、教育、肥胖、糖尿病家族史、体育锻炼量以及其他相关因素经行校正后，高血压病患者罹患 2 型糖尿病的几率是非高血压病患者的 2.5 倍。糖尿病是心血管病的“等危症”，而糖尿病合并高血压病更增加了大血管及微血管病变的发生率，使死亡的发生率显著提高。因此，对于那些糖尿病合并高血压病患者的治疗，不仅要关注血糖的控制，血压的控制同等重要。

二、病理生理

目前，对于糖尿病合并高血压病有很多临床及基础性研究，对于二者之间的联系或者说二者并存的机制并不十分明确。就目前国内外的资料，除了公认的因素，如年龄、性别、遗传因素、精神神经学说、体质量指数(BMI)、吸烟、脂代谢异常、血液流变学、某些电解质改变、肾素-血管紧张素异常等，高血压病的发病机制已被认为不仅是存在血流动力学的异常，而且同时存在许多其他物质的代谢异常。近年来，许多研究集中在高血糖、高胰岛素血症(HIS)、血清一氧化氮(NO)、一氧化氮合酶(NOS)、胰岛素抵抗(IR)、胰岛素样生长因子-1(IGF-1)及与钙磷代谢密切相关的甲状旁腺疾病等方面，然而上述的诸多因素在糖尿病患者中的作用、彼此内在的联系乃至于与高血压病之间的因果关系尚不十分确定。目前研究最多的就是高胰岛素血症、胰岛素抵抗以及一氧化氮与血管内皮功能的关系。下面分别叙述。

(一)胰岛素抵抗与高胰岛素血症

关于高胰岛素血症和胰岛素抵抗与血压的关系，国外 20 年前已有报道，国内近年来才引起广泛的注意。胰岛素在正常情况下会使血管舒张功能增强、肌肉的血流量增加。胰岛素抵抗和高胰岛素血症提高了交感神经的活性，而交感神经活性增强和肾脏钠潴留相关，并容易使血管的胰岛素抵抗性增强。高胰岛素血症(HIS)及胰岛素抵抗(IR)可抑制前列腺素和前列环素的合成，使外周血管阻力增加、血压升高。还有研究表明，HIS 可直接作用于血管壁，使其通透性增加，从而引起间质水肿和钠潴留，并能引起血管壁病变，导致血管管腔狭窄。另外，过多的胰岛素会通过类胰岛素生长因子直接或间接刺激动脉壁平滑肌细胞增生和肥大，致使小动脉管腔狭窄。目前认为，IR 可能是糖尿病合并高血压病的发病机制之一，而不是血压升高所导致的结果。然而，并不是所有的高胰岛素血症和胰岛素抵抗都会导致血压升高而引发高血压病。北美洲皮玛印第安人肥胖、胰岛素抵抗和高胰岛素血症发病率较高，但他们的高血压病发病率却相对较低。其机制尚不明确。

（二）血清一氧化氮（NO）和一氧化氮合酶（NOS）

目前关于NO和NOS与血管内皮功能关系以及由此造成的一系列病理生理变化越来越引起人们的关注。早年研究发现，NO由NOS催化左旋精氨酸（L-Arg）和氧分子反应生成，是调节血压和血管张力的重要因子，同时还有抗血管壁细胞增殖和抗血栓形成的作用，在心血管系统的生理及病理过程中发挥重要作用。内皮细胞持续释放NO可以维持血压的稳定，防止粥样硬化的发生，因此血压的升高反映了NO对血管舒张作用的减弱。胰岛素可以提高NOS的活性并增加其数量，从而增强血管舒张功能、增加肌肉血流量，同时有利于葡萄糖的利用。2型糖尿病患者由于体内缺乏胰岛素或是对胰岛素的利用减弱，都会影响NO的分解代谢，造成内皮细胞功能受损。当动脉内皮细胞受损时，又会造成NO的合成障碍，同时凝血酶等内源性激动剂会刺激内皮细胞产生大量内皮素（ET）。而此时NO合成不能相应增加，以致不能有效地拮抗ET的缩血管效应，结果导致血管收缩、狭窄，外周阻力增加，血压升高。而高血压又加重了内皮细胞的损伤，使得这一对收缩因子和舒张因子更趋不平衡，由此形成恶性循环。

另外，胰岛素及其高度同源肽胰岛素样生长因子（insulin-like growth factor，IGF-1）对于血管张力的调节起着重要的作用。胰岛素是由胰腺分泌的，而IGF-1是内皮细胞、血管平滑肌细胞产生的自分泌/旁分泌肽。IGF-1和胰岛素是通过磷脂酰肌醇3激酶（phosphatidylinositol 3-kinase，PI3-K）途径激活血管NOS和Na^+、K^+-ATP酶泵活性而起到增强血管舒张/减弱血管收缩的作用。越来越多的证据显示，在胰岛素抵抗、肥胖症和高血压病的动物模型中，IGF-1和PI3-K信号调节的抵抗在心肌功能损害、高血压病、葡萄糖运输减少的发病机制中起着重要的作用。

三、危　害

糖尿病合并高血压病的患者,会加重对全身大、小(微)血管的损害,大血管受到损伤会导致冠心病、脑血管病及外周血管病,小(微)血管受到损伤会导致视网膜病变、肾脏病变及神经病变。有文献报道,糖尿病患者首次发生心肌梗死的危险性明显高于非糖尿病患者,因此糖尿病被认为是冠心病的“等危症”。而当糖尿病患者合并高血压时,会更加加重发生心血管病事件的危险性。糖尿病患者罹患心血管病(CVD)的危险因素中包括高血压、中心性肥胖、血脂异常、微量白蛋白尿等15种因素,在这些危险因素群中,糖尿病伴血压升高患者的数量大约是无血压升高患者数量的2倍,也就是说高血压占到上述危险因素所致CVD风险比率的85%。同时,如前所述,高血压病患者更容易患糖尿病。糖尿病合并高血压患者更容易患脑血管病,高血压为糖尿病缺血性脑病的独立危险因素,大约77%的缺血性脑卒中患者的血压均未得到控制。

四、诊断方法

(一)诊断标准(参照《2009版ADA糖尿病防治指南》)

1. 糖尿病诊断标准

(1)有糖尿病症状(多饮、多尿及不能解释的体重下降),并且随机(餐后任何时间)血浆葡萄糖≥200mg/dl(11.1mmol/L);或者

(2)空腹(禁热量摄入至少 8 小时)血浆葡萄糖≥126mg/dl(7.0mmol/L);或者

(3)75g 葡萄糖负荷后(OGTT)2 小时的血浆葡萄糖≥200mg/dl(11.1mmol/L)。

注:如果没有糖尿病症状,任意一次血糖数值达到上述诊断标准者,须另日按上述三项之一复核,以明确诊断,不能仅依据一次血糖测定即断然诊断。

2. 糖调节受损即"糖尿病前期"包括空腹血糖受损(IFG)和糖耐量受损(IGT)

(1)空腹血糖受损(IFG):空腹血浆血糖介于 5.6～6.9mmol/L,而餐后 2 小时血糖正常。

(2)糖耐量受损(IGT):OGTT 2 小时血浆血糖介于 7.8～11.1mmol/L,而空腹血糖正常。

(二)高血压病的诊断

依据我国 2005 年高血压病的防治指南将高血压病定义为:在未用抗高血压药物的情况下,收缩压≥140mmHg 和/或舒张压≥90mmHg,即可以诊断为"高血压病"。同时按血压水平将高血压病分为 1 级、2 级、3 级。收缩压≥140mmHg 且舒张压<90mmHg 时,称为单纯性收缩期高血压。患者既往有高血压病史,目前正在服用抗高血压药物,此时即使血压低于 140/90mmHg,亦应该诊断为高血压病。血压水平的定义和分类见表 9-1。

表 9-1

血压类别	收缩压(mmHg)	舒张压(mmHg)
正常血压	<120	<80
正常高值	120～139	80～89

续表

血压类别	收缩压(mmHg)	舒张压(mmHg)
高血压病	≥140	≥90
1级高血压(轻度)	140～159	90～99
2级高血压(中度)	160～179	100～109
3级高血压(重度)	≥180	≥110
单纯收缩期高血压	≥140	<90

若患者的收缩压与舒张压分属不同的级别时，则以较高的分级为准。单纯收缩期高血压也可按照收缩压水平分为1级、2级、3级。

五、治疗策略及预防

对于单纯高血压病患者或糖尿病合并高血压病患者，将血压控制在理想范围内的目的是为了降低这些患者中所出现的与高血压病相关的高死亡率和致残率。在糖尿病患者中，严格控制血压的益处已经在临床上得到普遍证实。UKPDS研究发现严格的血压控制(<140/82mmHg)比宽松的血压控制(<180/105mmHg)，其糖尿病相关终点事件的发生可减少24%，糖尿病相关死亡率可减少32%，中风死亡率可减少44%，微血管并发症的发生可减少37%。据其他相关资料提示，收缩压每降低10～14mmHg和舒张压每降低5～6mmHg可减少脑卒中发病率40%，减少冠心病发病率17%。更值得注意的是，严格控制血压所带来的益处超过了严格控制血糖所带来的益处。

目前糖尿病合并高血压病患者的血压控制目标，是参照美国预防、监测、评估与治疗高血压病全国联合委员会第七次报告

(JNC7)中推荐的:血压<130/80mmHg(若合并糖尿病肾病者应控制在125/75mmHg以下)。JNC7推荐了血管紧张素转换酶抑制剂(ACEI)、血管紧张素Ⅱ受体拮抗剂(ARBs)、β受体阻断剂、钙离子通道阻断剂及噻嗪类利尿剂等四类药物用于糖尿病合并高血压病的患者。每一类药物都有其优缺点,可根据患者的不同情况分别选用。2007年我国糖尿病治疗指南指出,对于糖尿病合并高血压病患者,如果生活方式干预不能达到理想的血压目标或初始血压≥140/90mmHg,即应开始使用上述药物,其中血管紧张素转换酶抑制剂或血管紧张素Ⅱ受体拮抗剂为首选药物,因其具有良好的肾脏保护作用。

非药物治疗:生活方式的改善和饮食调节是糖尿病合并高血压患者控制血压的基础(表9-2)。其内容主要包括减轻体重、减少钠盐的摄入、增加有氧运动、戒烟和限制酒精摄入。

表9-2　高血压病治疗中的生活方式和饮食调节

1. 减轻体重,维持体重指数(BMI)在19.5～24.9
2. 合理运动,每周至少进行3次有氧运动,每次30～45分钟
3. 减少钠盐摄入,控制在每日2.4g(100mmol)
4. 戒烟
5. 限酒,每日饮酒量不超过30ml啤酒
6. 饮食中要足量摄取各种维生素,适当补充钾、钙和镁等微量元素,尽量食用脂肪含量低的食物

药物治疗:目前用于降血压的药物有很多种,用于治疗糖尿病合并高血压的药物主要为上述四类药物。在药物的选择上,除了考虑该药物的降压疗效还要注意其降压以外的益处。我国糖尿病治疗指南将ACEI或ARBs推荐为糖尿病合并高血压病患者的首选。通常糖尿病患者大多需要一种以上的药物来使血压达到理想

水平(<130/80mmHg)。对于如何更好地联合应用降压药物,以达到减少药物之间的相互影响同时使之相得益彰,2007 年欧洲高血压病防治指南中给出了新的建议(图 9-1),这值得我们在临床中参考。

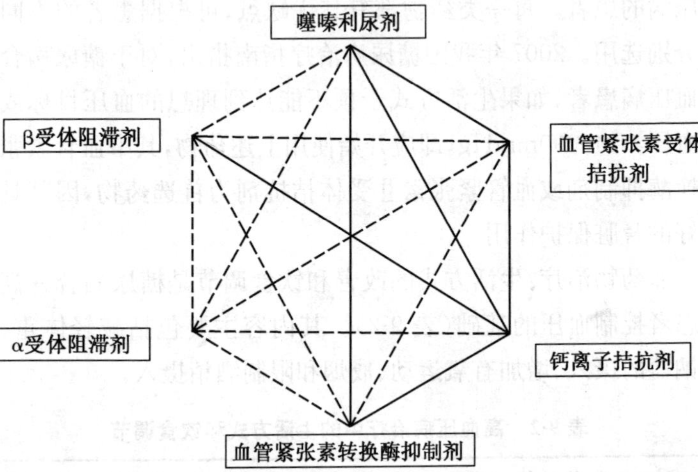

图 9-1

注:实线为推荐联合应用,虚线为不推荐联合应用。

(一)血管紧张素转换酶抑制剂(ACEI)、血管紧张素Ⅱ受体拮抗剂(ARBs)

这两类药物是近 30 年来才开始应用于降血压的药物,ARBs 的应用时间要更晚些。这类药物主要是通过对 RAS 系统的阻断从而达到降压,同时具有对心脑血管系统的保护作用。随着对这类药物研究的不断深入,其在心脑血管疾病及肾脏病中的治疗地位不断提高,因为其具有保护左心功能从而降低死亡率、降低尿蛋白、增强胰岛素敏感性等降压以外的益处。目前常用的药物有:贝纳普利、福辛普利、培垛普利、赖诺普利氯沙坦、缬沙坦、替米沙坦、厄贝沙坦等。其中替米沙坦可以有效地激活过氧化物酶增殖体活性受体 γ(PPARγ),具有胰岛素增敏的作用。需要注意的是ACEI类药物可能会引起干咳症状,此外这类药物应用在肾动脉狭窄和心衰患者时可能会引起肾功能恶化,对于肌酐浓度升高超过正常上限30%,或者肌酐呈现进展性增高者,则停用该药。对于此类药物可能会导致的高血钾风险,可以联合使用噻嗪类利尿剂,目前已有ACEI、ARB与利尿剂的复方制剂上市,比如厄贝沙坦氢氯噻嗪片。

(二)钙拮抗剂(CCBs)

钙通道阻滞剂通常分为二氢吡啶类(DHP-CCBs)及非二氢吡啶类(NDHP-CCBs)。前者如硝苯地平、氨氯地平等;后者如维拉帕米、地尔硫䓬等。糖尿病患者在使用ACEI或ARBs后,如果血压控制仍不理想,则可在原基础上加用CCBs以达到130/80mmHg的目标血压控制。此外,有研究表明长效钙拮抗剂能更安全、平稳、有效地控制血压,且有更多的心血管保护作用。

(三)噻嗪类利尿剂

利尿剂是高血压病患者治疗措施中一个重要组成部分,对于糖尿病合并高血压病患者,常用噻嗪类利尿剂,尤其是与ACEI的联合应用。ALLHAT作为目前最大规模的高血压试验(平均随访4.9年的33 000多名患者)结果显示:氯噻酮(一种噻嗪类利尿剂)在减少心血管事件(CVD)、中风和控制血压方面优于赖诺普利;在降低心力衰竭发生率方面优于赖诺普利和氨氯地平。此试验的糖尿病亚组分析进一步证实,对于糖尿病患者需要多种降压药来控制血压。在使用利尿剂时,要注意防止循环衰竭、体位性低血压、低钾血症等,还要注意到其对血糖、血脂的不利影响。

(四)β受体阻滞剂

尽管此类药物对患者的正常代谢有不利影响,但对于治疗伴有缺血性心脏病的糖尿病合并高血压患者是有益的。目前常用的有美托洛尔、比索洛尔(高选择性 β_1 受体阻滞剂)以及具有血管扩张作用的β受体阻滞剂(卡维洛尔)。有试验显示,引起血管舒张的β受体阻滞剂具有改善胰岛 B 细胞敏感性的作用,其对于糖尿病的潜在益处尚需进一步的试验证实。此外,还需注意此类药物的不良作用:如掩盖低血糖所致的交感神经症状,使糖尿病患者间歇性跛行症状加重,加重慢性阻塞性肺疾病等,临床上选用时要权衡利弊。

(五)中医中药治疗

对于"糖尿病"的中医诊断虽然还有其他说法,目前公认的仍属"消渴"范畴,而"消渴"的病机虽有脾气虚弱、肝郁气滞、气阴两虚、气虚血瘀等,但其基本病机为阴虚。"高血压"病据临床表现属中医"眩晕"、"头痛"等范畴。归纳前人的经验,眩晕的主要病因病机有"肝阳上亢"、"气血亏虚"、"肾精不足"、"瘀血内阻"、"痰湿中阻"。二者兼加的病因病机:消渴阴虚为本,当阴虚发展为气阴两虚时,则"上气不足,脑为之不满,耳为之苦鸣,头为之苦倾,目为之眩";或消渴日久,肝肾阴虚,水不涵木,则致肝阳上亢眩晕;甚者阳亢化火动风,挟痰浊上蒙清窍。同时,高血压之阳亢化火,易灼阴液,致消渴加重。当消渴发展至阴阳两虚的晚期,由于阳气不足,寒湿内盛,痰浊中阻,清阳不升,浊阴不降,则眩晕的病情随之加重,故糖尿病与高血压二者常互相影响,相互为患。

1. 辨证论治

(1)阴虚阳亢

主症:头晕目眩,口干渴,心悸耳鸣,少寐多梦,五心烦热,腰膝酸软，背寒肢冷，夜尿频繁，舌淡红少津，苔薄白，脉沉弦细。

治则：育阴潜阳。

方药：杞菊地黄汤合加减复脉汤。

枸杞子 10g　菊花 10g　生地黄 15g　山药 15g
山萸肉 15g　丹皮 12g　茯苓 12g　泽泻 12g
生甘草 10g　麦冬 12g　阿胶 10g(洋化)
麻子仁 12g　生龙牡各 15g　(先煎)
鳖甲 15g(先煎)　龟板 15g(先煎)

(2)肝阳亢盛

主症：头晕头痛，面红目赤，口干喜饮，口气秽浊，急躁易怒，便秘溲赤，少寐多梦，舌红苔黄，脉弦数等。

治则：平肝潜阳，清热泻火。

方药：天麻钩藤饮合一贯煎加减。

全天麻 12g　钩藤 12g(后下)　石决明 15g
杜仲 12g　川牛膝 12g　桑寄生 12g　黄芩 10g
益母草 15g　栀子 12g　茯神 12g　夜交藤 12g
生地 15g　枸杞子 12g　沙参 15g　麦冬 12g
鸡血藤 15g

(3)痰瘀交阻

主症：眩晕头重如裹，或见巅顶疼痛如针刺，口干不欲饮，胸闷恶心，肢体麻木，舌黯红或有瘀斑，苔白腻，脉弦滑或涩脉。

治则：燥湿化痰，活血祛瘀。

方药：半夏白术天麻汤和桃红四物汤。

清半夏 12g　苍白术各 15g　天麻 12g
茯苓 15g　生甘草 6g　厚朴 12g　陈皮 12g
桃仁 12g　红花 10g　当归 10g　白芍 12g
川芎 12g

(4)阴阳两虚

主症:口干渴,饮水不多,头晕耳鸣,畏寒肢冷,肢体行走后疼痛,腰酸,夜寐不安,小便清长,大便费力,舌质淡苔白,脉沉无力。

治则:温阳益肾。

方药:二仙汤加减。

仙茅 10g 仙灵脾 15g 巴戟天 10g 当归 9g

补骨脂 12g 肉苁蓉 12g 菟丝子 15g

生地 12g 枸杞子 12g 山药 12g 葛根 15g

(5)肝肾阴虚

主症:头晕目眩,耳鸣心烦,口干渴,饮水不多,失眠多梦,腰膝酸软,肢体麻木,舌质红黯,脉弦细。

治则:滋补肝肾。

方药:杞菊地黄汤加减。

枸杞子 10g 菊花 10g 生地黄 15g 山药 15g

山萸肉 15g 丹皮 12g 茯苓 12g 泽泻 12g

怀牛膝 12g 沙参 12g

(6)湿热内盛

主症:症见口干渴,恶心,口气重,头重头晕,目赤多眵,心烦失眠,易饥多食,喜冷饮,大便臭秽、黏滞,小便黄,舌红苔黄腻,脉滑。

治则:清利湿热。

方药:黄连温胆汤加减。

清半夏 10g 茯苓 15g 生草 6g 黄连 6g

枳实 10g 竹茹 15g 苍白术 10g 厚朴 12g

陈皮 10g 栀子 6g 石菖蒲 12g 郁金 12g

2. 加减配伍

糖尿病合并高血压病在辨证论治的基础上通常加用生黄芪、生地黄、葛根、丹参、沙参、麦冬、五味子、生山楂、天花粉等药以益气养阴为基础。对于头晕头痛失眠,血压控制不满意的患者,可酌情加用具有重镇安神之功的药物,如生石决明、灵磁石、珍珠母、生龙牡、紫石英等。合并高脂血症的患者，加选择草决明、制首乌、生山楂等具有降血脂功效的药物。合并冠心病的患者，可加用丹参、葛根、瓜蒌、菖蒲、郁金、丹参、延胡索等活血化瘀、宽胸理气的药物。合并中风半身不遂，偏于气滞血瘀的患者，可合以血府逐瘀汤以活血行气、化瘀通络，偏于气虚者合以补阳还伍汤益气活血通络。

同时要注意饮食调养，忌甜食、忌油炸辛辣油腻之品，忌烟酒。

3. 临床药理研究结果

根据药理实验研究结果，具有降压功效的中药分类如下：

(1)清热泻火降压药物：龙胆草、黄芩、黄连、黄柏、山栀子、夏枯草、白薇、菊花、钩藤、苦丁茶、槐花。

(2)重镇安神降压药物：紫贝齿、紫石英、生龙骨、灵磁石、珍珠母、代赭石。

(3)引血下行降压药物：益母草、鸡血藤、当归、桑寄生、牛膝。

4. 糖尿病合并高血压中医药研究进展

(1)高血压的病理研究：有研究发现，高血压病患者无论归属何种证型，血液流变学均存在高凝状态。阳虚证的患者存在血细胞比容、红细胞平均体积及全血黏度三项均增高，平均血红蛋白浓度降低等指标的改变；阴虚证的患者存在红细胞比容下降而纤维蛋白原、血浆黏度、血沉、血沉方程 K 值、平均血红蛋白浓度增高等指标的改变；阴阳两虚证的患者兼有红细胞成分和血浆成分的部分指标异常增高，反映血液处于高凝状态。

(2)中医辨证论治研究：目前，对于中医治疗糖尿病合并高血压的辨证研究有很多相关报道，除了前文所述经典的辨证论治，研究中还涉及到运脾泄浊法、补虚活血法等。此外，要注重中西医结合治疗。林兰教授强调治疗糖尿病合并高血压必须注意配合西药，但同时强调中医辨证施治的作用。临床中有很多相关报道，且效果显著。江扬聪等报道，西医久治疗效不佳的 2 型糖尿病合并高血压患者，在继续服用达美康的同时，加服六味地黄丸，结果血糖、血压能稳定在理想正常范围，临床症状明显改善。李明煜用中药二仙汤配合西药常规治疗 64 例老年糖尿病性高血压患者，取得了明显疗效。付伟等报道，中药与转换酶抑制剂联合使用，既能提高疗效，又能减少副作用，平稳降压。胡方林等制作出实验性糖尿病合并高血压大鼠模型，观察自行研制的左归双降方对血压和糖代谢的影响，实验结果显示：左归双降方给药 30 天后，对实验性大鼠有降糖、降压及改善糖耐量异常的作用。

目前中医药在防治糖尿病合并高血压的研究还多局限在小样本、经典方剂的范围内，今后将在如下方面开展工作：

1)探讨本病的中医证候与基因多态性之间的内在关系及在分子生物学水平的研究；

2)对防治该病的单味中药及复方治剂有效成分的提取；

3)开展多中心、大样本、前瞻性的临床研究。

（范　乐）

第十章　中医中药对糖尿病合并心血管病的治疗

中医没有“糖尿病合并心血管病”及类似病名的记载，但根据不同的临床症状，可归属于“胸痹”、“心悸”、“怔忡”、“惊悸”、“真心痛”、“厥心痛”等病的范畴。古人对于类似症状的描述，最早见于《黄帝内经》：“心痹者脉不通，烦则心下鼓。”《灵枢·厥病》说“厥心痛、与脊相控……厥心痛，心尤痛甚，胃心痛也……厥心痛，痛如以针刺其心；心痛甚者，真心痛，手足青至节，心痛甚，旦发夕死，夕发旦死”。《素问·脏气法时论》言“心病者，胸中痛，胁支满，胁下痛，膺背肩胛间痛，两臂内痛……”《景岳全书》曰：“怔忡之病，心胸筑筑振动，惶惶惕惕，无时得宁者是也。”《金匮要略》中指出：“胸痹不得卧，心痛彻背者。”又言：“夫脉当取太过不及，阳微阴弦，即胸痹而痛，所以然者，责其极虚也，今阳虚知在上焦，所以胸痹心痛者，责其阴弦故也。”

一、病因病机

中医学认为，心主血脉，心阳鼓动则营血在脉管中环流不止。如果心阳不振，心气虚弱，浊邪就会上乘阳位，即所谓阳微阴弦，阳气不能推动血液运行，浊阴满布胸中，久则心脉痹阻，痰浊瘀血凝滞，故而导致胸痹心痛等症。消渴日久，耗气伤津，气虚则无力推动血液运行，久则血脉痹阻；脾气虚可致湿痰内生，久则痰浊内阻；

阴液不足,脉管空虚,久则滞而为瘀。气虚血瘀痰浊瘀滞则水津输布失常,导致消渴加重,如此形成恶性循环,最终导致心脉痹阻则可见胸痹、心痛、惊悸、怔忡等症。结合前人对本病的认识及中医理论的指导,将糖尿病合并心血管病的病因病机归纳为阴虚燥热、痰浊痹阻、瘀血阻络,其中形成瘀血的主要原因责之于气滞、寒凝、阴虚、气虚等。总之,按照中医"久病必瘀"、"久病必虚"、"久病入络"的理论,本病的病因病机主要为消渴病久治不愈,因虚致实,虚实夹杂,形成以心气虚、心阴虚为本,痰浊、瘀血痹阻心脉为标之本虚标实之症。

二、辨证论治

临床上根据不同的临床表现,可分为如下证型。

(一)心血不足,阴虚火旺型

主症:心悸怔忡,口渴咽干,烦热盗汗,失眠多梦,舌红或紫黯,苔薄黄,脉细数或结代。

治则:滋阴养血,清热、养心、安神。

方药:天王补心丹加减。

生地 15g	玄参 15g	当归 15g	丹参 30g
太子参 30g	茯苓 15g	天冬 15g	麦冬 15g
五味子 12g	枣仁 15g	远志 10g	桔梗 12g
栀子 10g	莲子心 6g		

加减:失眠多梦、盗汗明显者,加酸枣仁、夜交藤、煅牡蛎以加强养心安神之功;口干咽燥,舌红者,加知母、葛根等加强养阴生津之功。

(二)痰浊内阻型

主症:胸闷憋气,心下痞满,时有疼痛,甚则胸痛彻背,伴头晕,神倦乏力,四肢困重,大便黏滞,舌胖大,边有齿痕,苔白腻,脉滑。

治则:健脾化痰,宣痹止痛。

方药:瓜蒌薤白半夏汤加味。

全瓜蒌 30g　薤白 15g　半夏 10g　陈皮 12g
茯苓 15g　枳实 15g　甘草 10g

加减:苔厚腻、湿邪盛者,可合理配伍三仁汤以健脾和中化湿;痰湿蕴而化热者,可加黄连、栀子等加强清热燥湿之功;眠不实者,可加炒枣仁、远志;胸闷憋气较重者,可配伍香附、郁金;胸痛甚者,可加丹参、白芷、元胡以活血理气止痛。

(三)气滞血瘀型

主症:胸闷憋气,时有胸痛,甚则痛引肩背,情绪激动或劳累时诱发,头晕目眩,烦躁易怒,舌淡红或黯红,苔薄白或薄黄,脉弦或弦数。

治则:疏肝行气,化瘀止痛。

方药:四逆散合冠脉Ⅱ号加减。

柴胡 10g　赤白芍各 15g　枳实 15g　甘草 6g
丹参 30g　川芎 12g　红花 10g　桃仁 10g
香附 12g　郁金 12g　薤白 15g　全瓜蒌 30g

加减:胸闷憋气甚者,加法夏、陈皮,以化湿和中,通利百脉;头晕目弦、烦躁易怒、口干口苦甚者,可加丹皮、栀子、莲子心、生地等清肝泻火;失眠多梦者,加远志、炒枣仁养心安神;胸痛甚者,加川楝子、白芷、元胡等理气止痛。

(四)寒凝血瘀型

主症:神倦乏力,怕冷恶寒,心痛彻背,背痛彻心,痛有定处,口唇紫黯,爪甲青紫,遇寒症状加重,舌紫黯,苔薄白,脉迟或结代。

治则:温阳散寒,通络止痛。

方药:四逆汤加味。

附子 10g(先煎)　干姜 10g　甘草 10g
桂枝 10g　薤白 15g　红花 10g　丹参 30g
党参 15g　鸡血藤 15g　川芎 12g　法夏 10g
陈皮 12g

加减:寒邪郁久,化热伤阴出现心悸、怔忡、气短者,可加麦冬、五味子配合方中党参益心气、养心阴;胸闷憋气,阴寒内盛,四肢厥冷甚,脉来迟缓,心电图提示 ST 段低平或 T 波改变者,可加用麻黄、细辛等药,加强温阳散寒之功;大便干结者,可酌情加用火麻仁、槟榔、生大黄等药通便活血;心神不宁、失眠多梦者,可加用远志、柏子仁、夜交藤等药以安神定志。

(五)心脉瘀阻型

主症:胸部疼痛,疼痛渐重或是骤然发作,痛有定处,固定不移,伴见胸闷气短,汗出肢冷,唇舌紫黯,苔薄白或白腻,脉弦细或脉微欲绝。

治则:活血止痛,化瘀通络。

方药:血府逐瘀汤加减。

桃仁 10g　红花 10g　当归 12g　川芎 12g
生地 30g　赤白芍各 15g　柴胡 10g　枳壳 12g
甘草 10g　桔梗 12g　牛膝 10g　白芷 12g

加减:若疼痛剧烈者,可加蒲黄、五灵脂。《医学实在易》云:“治心痛血滞作痛,蒲黄、五灵脂各等份,生研每服三钱”,取其活血化瘀止痛之功。若见大汗淋漓、四肢厥逆、气短息微者，可送服独参汤以大补元气，或加附子温通心阳，二药合用，补气温阳，可防心阳虚脱；苔白腻、口中浊气者，改枳壳为枳实，加入竹茹、菖蒲、全瓜蒌等药以开窍化痰通腹，以防痰蒙心窍。本证经治疗后，正气渐盛，邪气渐衰，此时多表现为气阴两虚之证，可在原治疗处方中逐渐加入补心气、益心阴之类的药，如生脉饮等。

（六）心阳暴脱型

主症：胸闷憋气，突然胸部剧痛，甚则晕厥，气短息微，四肢厥逆，冷汗出，面色苍白无华，口唇爪甲青紫，舌胖大，舌质紫黯，苔薄白或白腻，脉微欲绝。

治则：回阳救逆。

方药：参附汤加味。

人参 15g　　附子 10g（先煎）

加减：大汗不止者，可加黄芪、煅龙骨、煅牡蛎等，以益气、收敛、固脱；神昏不语者，可灌服牛黄清心丸或苏合香丸，以芳香、开窍、醒神；脉绝不可寻者，加肉桂、干姜、炙甘草回阳复脉；喘息不得平卧者，加黑锡丹以平喘。病情缓解后的处方用药应注意补心阴、敛心阳。

（七）心肾阳虚，水气凌心型

主症：胸闷憋气，心下痞满，时有胸痛，心悸怔忡，喘息不得平卧，动则尤甚，肢冷汗出，头目眩晕，面浮身肿，尿少，舌体胖大，唇舌紫黯或有瘀斑，舌苔薄白或白腻，脉细微或结代。

治则：温阳利水，活血通络。

方药：真武汤合冠脉Ⅱ号加减。

附子 10g（先煎）　　生姜 6g　　茯苓 15g　　白术 10g

赤芍 10g　　人参 6g　　肉桂 6g　　丹参 15g

红花10g 川芎10g 桃仁10g 牛膝10g

加减：水肿甚者，加冬瓜皮、车前子、生蒲黄，活血利水；咳喘不得平卧者，加葶苈子泻肺平喘；心中悸动，大汗淋漓，加黄芪、煅牡蛎补气养阴敛汗。

（范 乐）

第十一章　冠状动脉粥样硬化性心脏病的药物治疗

一、概　述

冠状动脉粥样硬化性心脏病，又称缺血性心脏病，以下简称冠心病，是由冠状动脉粥样硬化导致血管狭窄、阻塞或（和）冠状动脉痉挛引发心肌缺血缺氧所致。冠心病是最常见的心脏病类型，男性多于女性，随年龄增长发病率逐渐升高，也是糖尿病主要的并发症之一。依据临床表现分为无症状性心肌缺血、心绞痛（稳定型、不稳定型）、心肌梗死（ST 段抬高型、非 ST 段抬高型）、缺血性心肌病（心肌纤维化、心律失常等）、心脏猝死 5 型，其中不稳定型心绞痛和急性心肌梗死统称为急性冠脉综合征（ACS）。在糖尿病患者中各型病变症状均可不典型。稳定型心绞痛以较固定的冠状动脉狭窄为病理特点；不稳定型心绞痛和非 ST 段抬高型心肌梗死以斑块不稳定为病理特点，形成的是以血小板为主的白血栓，造成不完全阻塞或完全阻塞；ST 段抬高型心梗的形成是以纤维蛋白为网架结构的红血栓，造成完全阻塞。依据冠状动脉受累范围可分为三支病变、二支病变、一支病变，其中左主干与左前降支病变较严重。病理表现为受累动脉弹性减弱、脆性增加，管腔狭窄甚至闭塞，血管内皮可由脂质点、脂质条纹发展至纤维粥样斑块，严重者可发生出血、坏死、溃疡、钙化和附壁血栓形成、栓子破裂脱落等复合病变。该病的发生与血压、血脂、血糖等病理因素密切相关，目前有内皮损伤反应、脂质浸润、血栓形成、平滑肌克隆等多种发病机制学说阐释其病理过程。大多数冠心病最终的结局是心力衰竭，即泵衰竭。病人的预后差，严重影响患者及其家属的生活质量。

二、冠心病总的治疗原则

冠心病总的治疗原则是减少心肌耗氧量、增加心肌供血、防治血栓形成或栓塞、防范或改善心肌重构，做好一级预防（防范高危人群患冠心病）与二级预防（已经患病的防止恶化）。

其中减少心肌耗氧主要是通过减低心肌张力（或称减轻心脏前后负荷）、降低心肌收缩强度和减低心室率来实现的；增加心肌供血主要是通过扩张冠状动脉、防治血栓形成、使心肌血流重新分布来实现的；防治血栓形成或栓塞主要是通过抗血小板聚集、调脂、稳定斑块、抗凝、溶栓、介入、搭桥等来实现的；防范或改善心肌重构主要是在前述的基础上应用具有特殊作用的药物来实现的；同时合并有高血压、糖尿病者还要降血压、降血糖、干预生活方式等。

三、冠心病常用药物介绍

（一）概述

冠心病是一个动态的、连续发展性的疾病，其在不同的发展阶段所用的药物是不同的，因此在临床治疗用药时一定要因时、因人制宜，权衡利弊，优化组合，不可盲目堆砌使用。根据作用机制的不同，可将药物分为4种类型，分别为具有减少心肌耗氧作用的药物、具有增加心肌供血作用的药物、具有防治血栓形成或栓塞作用的药物、具有防范或改善心肌重构作用的药物，多数药物同时具有两种或两种以上的作用机制（详见表11-1，表中“+”代表此类药物具有相对应的作用机制，而“—”则代表此类药物不具有相对应的作用机制）。

表 11-1

作用 药物	减少心肌耗氧	增加心肌供血	防治血栓形成、栓塞	防范、改善心肌重构
硝酸酯类	+	+	—	—
β受体阻滞剂	+	+	—	+
CCB	+	+	—	—
ACEI	+	—	—	+
ARB	+	+	+	+
利尿剂	+	—	—	—
α受体阻断剂	+	—	—	—
抗血小板聚集、抗凝药物	—	—	+	—
调脂药物	—	—	+	—

（二）分类介绍

1. 硝酸酯类　硝酸酯类药物属于血管扩张剂类药物，早期的研究显示其可以减少动态心电图监测中隐匿性心肌缺血的发作，其后的一系列研究也给予了进一步的证实。

作用机制：此类药物小剂量应用时，其主要作用是以扩张冠状动脉及外周静脉为主。扩张冠状动脉可以增加冠脉血流量，增加侧支循环开放，从而增加心肌供血；同时可减少回心血量，减轻心脏容量负荷与压力负荷，从而减低心肌耗氧量。应用大剂量硝酸酯类药物时还可扩张外周动脉系统，降低血压，减轻心脏后负荷，减低心肌耗氧。此外，硝酸酯类药物还具有一定的抗血小板聚集和抗凝作用。

临床应用：该类药物主要用于冠心病不稳定期改善症状，静脉制剂属抢救性药物，口服制剂为伴随β受体阻滞剂、CCB或ACEI应用的过渡性药物，并不能改善预后。

常用药物及剂型：三硝基异山梨酯（硝酸甘油片、硝酸甘油注射液、硝酸甘油贴片），二硝酸异山梨酯（硝酸异山梨酯片、硝酸异山梨酯注射液）和单硝酸异山梨酯（单硝酸异山梨酯片、注射用单硝酸异山梨酯、5-单硝酸异山梨酯缓释胶囊）。该类药物有多种剂型，可舌下含服、口服、喷雾、贴剂或静脉用药等。代表药物有硝酸甘油、硝酸异山梨酯、单硝酸异山梨酯等。

用法：轻症可舌下或口服给药，重症则可给予静脉注射治疗。为保持药物的敏感性，一般主张偏心给药，且不宜连续长期使用，应进行间断给药治疗，使体内有一个相对的“无药期”。

不良反应：最常见的主要不良反应是血管搏动性头痛、脸红和低血压。有部分患者可在用药后1～2周内逐渐适应。也可采用小剂量开始，然后逐渐增大用药量的方法解决。老年患者首次用药时可平卧一段时间，避免血压过低导致意外情况发生。用量过大会有血压过度下降、回心血量过少影响心脏舒张期自身供血等弊端。

耐药性：耐药性是指持续用药后出现的药物的治疗效果减弱或消失。预防硝酸酯类药物产生耐药性的最有效策略是通过安排服药时间，来保证患者体内存在相对的无药期。患者心绞痛发作不频繁的时段，可不使用硝酸酯类药物，而这一段时间采用其他抗心绞痛药物（如倍他乐克等）。硝酸甘油贴剂每天使用10～12小时或缓释剂型的5-单硝酸异山梨酯，均有助于解决耐药性的问题。有研究发现，开搏通可部分逆转硝酸酯类药物的耐药性，但这方面还有待于进一步研究。

禁忌证：青光眼、颅内高压、低血压、肥厚型梗阻性心肌病患者禁用。

2. β受体阻滞剂　作用机制：β受体分为β_1受体、β_2受体，前者主要分布在心肌与脂肪组织，后者主要分布在气管与外周血管。β受体阻滞剂通过阻断儿茶酚胺类物质对心肌β受体的刺激作用，抑制交感神经兴奋，减慢心率、减低心肌正性肌力、降低血压，从而减低心肌耗氧；同时能促使血流从非缺血区通过侧支循环更多地向缺血区分布，从而改善心肌供血。对于舒张功能减低的患者，其负性肌力作用能改善心脏的舒张功能；对于收缩功能减低的患者，通过上调心肌β肾上腺素能受体密度及反应性等复杂机制，在一定程度上改善收缩功能。此外，该类药物能阻断肾素-血管紧张素-醛固酮系统，抗氧化应激，减少心肌细胞凋亡，延缓和减轻左心室重构，阻断心脏缺血与功能恶化的恶性循环。

临床应用：β受体阻断剂的临床应用价值已得到广泛且有力的循证医学证据，可用于大多数冠心病的治疗，尤其对不稳定型心绞痛（变异型心绞痛除外）患者只要无禁忌证，即应及早恰当使用。同时也可用于高血压病的治疗，尤其适用于同时患有冠心病及高血压病的患者。

常用药物：代表药物有普萘洛尔、阿替洛尔、美托洛尔、比索洛尔、卡维洛尔等。第一代为非选择性β受体阻滞剂，如普萘洛尔；第二代为择性β_1受体阻滞剂，如美托洛尔、阿替洛尔、比索洛尔等；第三代为β_1受体＋α受体阻断剂，如卡维地洛等。其中阿替洛尔、卡维地洛为水溶性，主要通过肾脏代谢，普萘洛尔、美托洛尔、比索洛尔为脂溶性，可通过血脑屏障，可在外周与中枢同时发挥降压作用，主要通过肝脏代谢。

用法：该类药物在高血压病或心绞痛的治疗中发挥作用较迅速，可以较大剂量起步；在控制心衰方面起效较缓慢，应从小剂量开始，逐步加量，长期维持，至少连用3个月才能获益。若需减量，亦应逐步进行，至少2周，骤然停药有诱发心梗的危险。变异型心绞痛时不宜使用，发病期间冠状动脉上的β受体被阻断后，α受体功能占优势，会导致冠状动脉痉挛加重。该类药物在冠心病治疗中占有重要地位，若无禁忌，在冠心病稳定期、不稳定期、心梗后、心衰后都可以适时适量应用。

不良反应：该类药品中的部分药物对糖代谢、脂代谢、胰岛素敏感性有一定的负面影响，可掩盖低血糖症状的发生，因此糖尿病患者应谨慎应用。另外，还有报道有消化道、中枢神经系统、运动系统等不良反应发生。

禁忌证：患有下列疾病的患者不宜使用：支气管哮喘、慢性阻塞性肺病(COPD)、Ⅱ度及Ⅲ度房室传导阻滞、心动过缓、未达到干体重的心功能不全、严重外周血管疾病、严重抑郁症。

3. 钙离子拮抗剂(CCB) 作用机制：又称钙通道阻滞剂，这类药物能抑制钙离子进入细胞内，同时能抑制心肌细胞兴奋-收缩耦联中钙离子的利用。因而能抑制心肌收缩，减少心肌耗氧；扩张周围血管，降低动脉压，减轻心脏负荷；扩张冠状动脉，解除冠脉痉挛，改善心肌供血。同时还能抗血小板聚集，降低血黏度，改善心肌的微循环功能。但钙“超载”(细胞内钙过多)又会介导许多病理过程，如引发高血压病、心律失常、动脉粥样硬化、心肌与血管的脂质过氧化物损伤等。CCB通过选择性阻滞细胞膜上的钙通道，在心脑肾缺血性疾病与高血压病的防治中发挥着独特作用。该类药物较其他类药物起效快，尤其是短效CCB，但新一代药物如氨氯地平等需要1周左右时间才能达到最大疗效。

临床应用：CCB类药物尤其适用于变异型心绞痛，但在治疗急性冠脉综合征时不宜作为首选，尤其是短效制剂，会有反射性兴奋交感神经、加快心率等作用。有证据表明硝苯地平会增加急性冠状动脉综合征(ACS)的病死率，加大血压的波动性，因此短效制剂基本已被弃用;但对于心动过缓者可反其道而用之。在稳定型心绞痛中应用长效 CCB(氨氯地平、拉西地平等)或短效 CCB 的缓/控释剂型既可以扩张冠状动脉、改善侧支循环、增加心肌供血,又可以通过扩张外周动脉降低血压、减轻心脏前后负荷、减低心肌耗氧。目前长效制剂前述不良反应减少,可与β受体阻断剂联用。心肌梗死后 CCB 不作为首选控制血压药物,因为它不像β受体阻滞剂、ACEI、ARB 一样有独立于降压作用之外的改善预后作用,但它具有其他药物不能比拟的安全性,禁忌证较少。CCB 还具有一定的降低血黏稠度、抑制血小板聚集的作用。1990 年国际高血压联盟(ISH)和世界卫生组织(WHO)将 CCB 推荐为 5 个一线降压药之一。依据中国高血压联盟的统计,目前我国接受高血压药治疗的患者中应用 CCB 的约占 50%。

常用药物:根据分子结构和作用靶位可将钙离子拮抗剂大致分为二氢吡啶类和非二氢吡啶类两大类。二氢吡啶类主要作用于血管平滑肌,如硝苯地平、氨氯地平、尼莫地平、尼卡地平、尼群地平、尼索地平、非洛地平、贝尼地平、拉西地平等,其中硝苯地平主要作用于冠状动脉、尼莫地平主要作用于脑血管;非二氢吡啶类主要作用于心肌细胞、窦房结、房室结等,常用药物有维拉帕米(苯烷胺类)、地尔硫䓬(地尔硫䓬类)。按作用时效可分为短效和长效,根据制作技术的不同又可分为控释剂型和缓释剂型。代表药物有硝苯地平、氨氯地平、拉西地平等。

不良反应:服用短效制剂容易出现一些不良反应,服用长效制剂不良反应出现的几率较少。常见不良反应如下:

(1)头痛、颜面潮红、多尿:因药物扩张血管所致,随着用药时间的延长,症状可以减轻或消失。如果症状明显或患者不能耐受,则需要停药。

(2)便秘:是钙拮抗剂较常见的副作用,是由于药物影响肠道平滑肌钙离子转运所导致的,配合使用通便的中成药可以减轻症状。

(3)胫前、踝部水肿:是使用钙拮抗剂治疗过程中常见的副作用,合用利尿剂可以减轻或消除水肿症状。

(4)体位性低血压:较少发生,多在与其他降血压药物联合应用时发生,老年患者较常见。患者用药后变换体位时可尽量减慢速度以减轻低血压的发生,必要时可减少药物用量。

(5)心动过速:是因药物扩张血管后,反射性激活交感神经系统所致。联合应用β受体阻滞剂可以减少其发生,但必须注意的是非二氢吡啶类的钙拮抗剂与β受体阻滞剂联合应用会加重或诱发其对心脏的抑制作用,临床应用时应慎重。

(6)心动过缓或传导阻滞:多见于非二氢吡啶类钙拮抗剂。常见于与β受体阻滞剂合用,或存在基础的窦房结、房室结功能障碍时发生,一旦出现应停药或减少药物用量。对存在窦房结、房室结病变的患者,应禁止使用非二氢吡啶类钙拮抗剂。

(7)抑制心肌收缩力:多见于非二氢吡啶类钙拮抗剂。由于钙拮抗剂用于治疗心力衰竭的疗效不肯定,故目前普遍认为对心力衰竭患者,不推荐使用任何钙拮抗剂,除非患者存在难以控制的高血压。

(8)皮疹和过敏反应:发生率较低,出现后停药即可。

另外,有研究报道,对于短效的药物如硝苯地平,可使心率反射性增快,导致心肌供血总负荷增加,从而加重心肌缺血程度。

禁忌证:严重心衰的患者禁止应用此类药物。

4. 血管紧张素转换酶抑制剂(ACEI) 作用机制:ACEI对缺血性心脏病的防治可分为对外周的作用和对心脏本身的作用两方面。首先,它可以通过阻断血管紧张素Ⅰ(AngⅠ)向血管紧张素Ⅱ(AngⅡ)的转化,来降低外周血管阻力,从而降低血压,减轻心脏负荷,减低心肌耗氧;其次,由于心肌细胞本身可产生AngⅡ,因此它对心脏本身同样可以起到抑制作用,包括如下几个方面:

(1)通过稳定脂质斑块、改善内皮功能、减少炎性细胞浸润等机制,直接抗动脉粥样硬化;

(2)稳定纤溶系统;

(3)抗心肌缺血;

(4)防治和逆转左心室肥厚,改善心肌纤维化,防止心室肥大;

(5)降低冠脉血管阻力和改善心肌乳酸代谢;

(6)含巯基的ACEI可减轻心绞痛病人对硝酸盐的耐药性;

(7)减轻AngⅡ的正性肌力作用;

(8)改善胰岛素抵抗,对糖代谢与脂代谢产生良好影响等。

临床应用:对冠心病合并糖尿病或早期肾病的患者,该类药物尤为适宜,它对肾脏具有保护作用,同时可以减少尿蛋白。可使糖尿病患者急性心梗发病率减少63%,心血管事件的发生率减少51%。多数资料显示该类药物能降低冠心病高危因素患者的心血管事件和病死率,尤其对梗死后或心衰后的患者意义更大。有专家认为心肌梗死后应早期使用,也有专家认为可用于所有与心血管有关的疾病。同时ACEI(如卡托普利)对甲亢、肝硬化腹水、毛细支气管炎、原醛症、类风湿性关节炎等疾病具有良好的辅助治疗作用。

常用药物:卡托普利、依那普利、福辛普利、贝那普利等。

用法:该类药物大多数是口服给药,根据药物的作用时间不同,可每日一次或多次给药。该类药物大都起效较缓慢,常需数周才能发挥最佳疗效。

不良反应:主要不良反应是刺激性干咳和血管性水肿,其中以干咳较多见。

禁忌证:妊娠、双侧肾动脉狭窄、高血钾、血肌酐>265μmol/L的患者禁用。

5. 血管紧张素Ⅱ受体拮抗剂(ARB) 血管紧张素Ⅱ受体拮抗剂主要是通过阻滞血管紧张素Ⅱ受体亚型AT1,来阻断RAS

系统水钠潴留、血管收缩与组织重构的。ARB通常不用作冠心病的急救性药物，而是在控制高血压以及改善冠心病预后方面发挥作用，起效缓慢但持久，尤其适用于冠心病伴有尿蛋白或糖耐量减低的病人。ARB不良反应少，可以作为ACEI的替代药物，又具有自身疗效特点，一般不主张与ACEI联用。代表药物有厄贝沙坦、氯沙坦、缬沙坦、替米沙坦等。

6. 利尿剂　按作用强度可分为强效、中效、弱效三类。强效利尿剂代表药物有呋塞米、布美他尼等；中效利尿剂代表药物有氢氯噻嗪、吲哒帕胺；弱效利尿剂代表药物有螺内酯、氨苯蝶啶。按对血钾的影响可分为排钾与保钾两类，排钾的有呋塞米、布美他尼、氢氯噻嗪、吲达帕胺等；保钾的有螺内酯、氨苯蝶啶等。利尿剂会在一定程度上对血糖、血脂、血尿酸、电解质有负面影响，选择用药时要注意适应证和轻重缓急的把握。该类药物在冠心病中主要应用于心功能不全阶段，是常用的阶段性急救药物之一。

7. α受体阻断剂　该类药物具有强大的扩张血管作用，但在高血压病与冠心病治疗中均不作为一线药物，主要应用于以下3种情况：①高血压病危象；②急性左心衰竭；③高血压病、冠心病伴前列腺肥大。尤其在冠心病合并心衰并伴有严重肾衰时，硝普钠虽然强力有效，但应用超过72小时就要顾虑氰化物蓄积问题，此时可以选择α受体阻断剂来代替。

8. 抗血小板聚集药物　高凝状态和血管内皮损伤后的过度修复是冠心病发生的重要因素，故在各种冠心病指南以及糖尿病治疗指南中，都将抗血小板聚集作为重要的基础治疗之一。抗血小板聚集药物有很多种类，目前常用的药物有：阿司匹林（ASP）、氯吡格雷、噻氯匹定、前列地尔等。主要禁忌应用的人群是患有出血性疾病及未控制的高血压病患者。对于不存在血栓性疾病危险因素的健康成人不主张应用此类药物，对于患有单纯性高血压病的患者也不主张常规应用该类药物。

阿司匹林的主要作用机制是抑制血小板生成聚集的强诱导剂 TXA_2，一次用药的抑制作用可长达 1 周，但人体每日都有 10%的新生血小板，故需每日服用才能维持抗聚集作用的持续性。ASP 作用迅速、可靠，急性冠脉综合征（ACS）患者应及早给予 300mg 顿服，连用 3 日，以后每日 75～150mg。ASP 已被列入 40 岁以上糖尿病患者的基础治疗，用以预防心血管病（但是其有效性及可靠性仍需进一步验证，临床应用亦需慎重）。有些病人会因为遗传的因素存在阿司匹林抵抗，导致即使规律服药也不能降低发生血栓性疾病的危险性。

氯吡格雷是一种新型抗血小板聚集药物，2001 年在我国上市。该药可应用于各种类型的冠心病患者。急性冠脉综合征（ACS）患者如果不准备进行介入治疗，在服用阿司匹林的同时，应该联用该药至少 1 个月，必要时可联合应用 9 个月；介入治疗后的冠心病患者联用上述两个药应在 6～9 个月以上。冠心病伴有房颤的病人也可考虑两药联用，如果患者存在服用阿司匹林的禁忌证，则可应用氯吡格雷。该药不存在阿司匹林的胃肠道刺激作用，可以作为不能耐受阿司匹林副作用患者的替代药物。有证据表明对已发生心血管事件的患者单用氯吡格雷的效果较单用阿司匹林好，但价格昂贵。

噻氯匹定化学结构与氯吡格雷属同一大类，作用机制也类似，但由于其不良反应发生率较高，因此目前已基本被氯吡格雷所取代。

前列地尔具有较强的抗血小板黏附聚集和扩张冠状动脉的作用，能缓解心绞痛，减少心肌坏死面积，还能防止溶栓后再缺血和再灌注损伤。有证据显示：对梗死后心衰的血液动力学恢复有一定正面效应，但重度心衰的患者要慎用。前列地尔主要的不良反应是类静脉炎，贮存得当及尽量减少药物在空气中停留的时间，就可以减少不良反应的发生。

9. 抗凝剂 人体中存在凝血系统和抗凝血系统及纤溶系统，在平衡状态下三者相互制约，不会发生出血或病理性血栓，凝血酶和血小板的作用是血栓形成中的两个主要环节，且二者相互促进。冠心病病人及高危发病人群应常规抗血小板聚集治疗，在急性冠脉综合征(ACS)及心房纤颤患者中，还应通过积极抗凝来抗栓治疗。对于稳定型心绞痛患者，目前不提倡进行抗凝治疗。依据作用机制不同，抗凝剂分为很多种类，本篇仅介绍几种临床常用且实用的抗凝药物。

低分子肝素：属直接凝血酶抑制剂，通过激活抗凝血酶Ⅲ来发挥抗凝作用，主要适用于急性冠脉综合征，尤其是非 ST 段抬高的急性冠脉综合征。用法：一般是每 12 小时皮下注射 1 次，1 周左右为一疗程，其疗效及安全性均高于普通肝素，一般不需监测凝血指标。

华法林钠：属香豆素类维生素 K 依赖性抗凝剂，主要适用于心房纤颤的患者。是风湿性心脏病伴房颤或机械瓣膜置换术后的必备用药，是冠心病或心肌病伴房颤的可选用药。用药期间要定期监测国际标准化凝血酶原时间比值(INR)，维持在 2.0～3.0。

10. 溶栓剂 溶栓剂属纤溶酶原激活剂，能使纤溶酶原形成纤溶酶，溶解纤维蛋白血栓，因此称此类药物为纤溶药物更为贴切。溶栓剂不能溶解因血小板过度聚集所致的血栓；相反，会激活血小板加重高凝。纤溶药物主要溶解以纤维蛋白为网架结构的红血栓，适用于 ST 段抬高型的急性心肌梗死，可静脉应用，也可局部动脉应用；非 ST 段抬高型的急性冠脉综合征患者，在治疗过程中不宜应用此类药物，因非 ST 段抬高型的急性心梗和不稳定型心绞痛的发病机制是由于斑块破裂所致，其血栓的形成是以血小板为主的白血栓，该类血栓对现有的溶栓剂反应不佳，还有可能激活凝血机制导致阻塞加重，故大多数专家不建议非 ST 段抬高型的急性冠脉综合征患者溶栓治疗，而以抗血小板聚集和抗凝治疗为主。依照纤维蛋白的选择性，该类药物已经从第一代发展到第三代。分别是：第一代 链激酶、尿激酶，不具备纤维蛋白选择性，对已形成的纤维蛋白血栓和血浆中的纤维蛋白原都有降解作用，可致全身纤溶状态；价格低廉。第二代 组织型纤溶酶原激活剂(tPA)等，主要溶解已经形成的纤维蛋白血栓，对纤维蛋白具有选择性，价格昂贵。第三代 rt-PA、TNK-tPA 等，为 tPA 的变异体，半衰期延长，更具纤维蛋白亲和力。

目前介入治疗方兴未艾，较传统静脉溶栓治疗再通率更高，再梗率更低，风险更小，因此在有条件的医院介入治疗已经被广泛采用。如果条件允许，且不存在禁忌证，院前静脉溶栓配合急诊介入治疗不失为一种有效治疗方案。

11. 调脂药 在心血管病的防治过程中，无论是一级预防还是二级预防，调脂治疗都是十分重要的。临床中较重要的脂质指标包括总胆固醇(TCH)、三酰甘油(TG)、低密度脂蛋白胆固醇(LDL-C)、高密度脂蛋白胆固醇(HDL-C)、极低密度脂蛋白(VLDL-C)、脂蛋白 a、载脂蛋白 A、载脂蛋白 B 等。调脂治疗在防治动脉硬化治疗的过程中，是很重要的一个环节，对于心绞痛病人无论是否有无血脂异常，都应该常规应用调脂药物，患者在调脂治疗过程中均会明显获益，减少心绞痛发作次数。

常用调脂药物分为他汀类、贝特类、烟酸类、胆酸络合剂及其他制剂，其中他汀类药物侧重于调整胆固醇，贝特类药物则侧重于降低三酰甘油。

他汀类调脂药对冠心病患者的益处不仅仅限于调节血脂，同时还可以稳定斑块，抑制血管内皮炎症反应，改善血管内皮功能，抑制促凝反应等，可大大减少心血管事件的发生率和病死率。对于急性冠脉综合征(ACS)的患者应当及早应用他汀类药物，而且目前比较倾向于使用较大剂量，但要注意药物的疗效并不与剂量的增大成正比，用药过程中要注意监测肝功能和肌酸激酶的变化。

贝特类药物长期应用可能会增加胆石症的发病率。一般情况下，不主张他汀类药物与贝特类药物联合应用，以减少药物不良反应的发生，特别是减少发生横纹肌溶解的危险性。

调脂类药物的代表药物有辛伐他汀、阿托伐他汀、氟伐他汀、普伐他汀、非诺贝特、阿昔莫司等。他汀类药物必须要晚上睡前服用方可发挥其最佳作用，贝特类药物则需要早晨服用。

值得注意的是有报道称胆固醇水平降的过低有可能会增加脑出血的风险，还会导致患者的情绪低落，甚至发生抑郁症。但这只是个案报道，并没有得到学术界的公认。

12. 镇痛剂 对于急性心肌梗死表现为心前区疼痛剧烈的病人，可适当应用镇痛剂，如哌替啶、吗啡、罂粟碱等，既可减轻疼痛，又能够在一定程度上抗焦虑，抑制肾素-血管紧张素-醛固酮系统(RAS 系统)激活，还可扩张外周血管，减轻心脏负荷，同时降低患者对缺氧和二氧化碳(CO_2)潴留的耐受性。需注意的是要除外支气管哮喘、颅内高压，注意呼吸抑制情况。

13. 正性肌力药物 当冠心病发展至收缩功能不全阶段，常常需要药物来维持心脏的泵功能。

(1)洋地黄制剂：其作用机制主要包括 3 个方面 ①抑制心肌细胞膜上的 Na^+-K^+-ATP 酶，提高细胞内 Ca^{2+} 浓度而增加心肌收缩力；②抑制心脏传导尤其是房室结区传导，发挥电生理作用；③直接兴奋迷走神经对抗交感神经兴奋。

该类药物无耐药性，适用于中、重度且有心脏扩大的心衰患者，对心衰伴有快速房颤的病人尤为适宜，而对轻度及心脏大小正常的心衰患者使用效果较差。

洋地黄制剂的安全窗较小，中毒剂量仅为治疗剂量的 2 倍。当发生电解质紊乱(低血钾、低血镁)、严重缺氧(肺心病、重度心衰)、严重肾功能衰竭、甲状腺功能减退、体重过低等情况时，会增加洋地黄的敏感性，容易导致中毒，此时应当减量应用，避免中毒情况的发生；甲状腺功能亢进合并房颤的患者对洋地黄的敏感性下降，临床治疗时可配合 β_1受体阻滞剂或非二氢吡啶类钙离子拮抗剂以提高疗效，最大限度地保护心脏；预激综合征、肥厚梗阻型心肌病及急性心肌梗死的患者 24 小时内禁用洋地黄制剂。

洋地黄中毒时可表现为：原有的心衰情况加重，出现各种类型的心律失常，出现倦怠、恶心、呕吐、黄绿色视等。可根据出现的不同情况进行对症治疗，对出现快速型心律失常的患者可用补钾、利多可因或苯妥英钠等药物来纠正；对出现慢速型心律失常或传导阻滞的患者，可用阿托品来纠正。虽然治疗剂量的洋地黄制剂不会增加总病死率，但也不主张长期应用，心衰纠正后就应考虑逐渐停用该类药物，同时逐步过渡到应用 β_1受体阻滞剂或血管紧张素转换酶抑制剂（ACEI），并尽可能坚持长期应用，以减少再次发生心肌梗死。

临床常用的洋地黄制剂包括西地兰和地高辛。西地兰为快速作用类洋地黄制剂，属于静脉用药，给药后 5～10 分钟迅速起效，0.5～2 小时作用达到高峰，可重复给药，但每日最大剂量不超过 1.2mg，蓄积性较地高辛小。地高辛为缓慢作用类洋地黄制剂，属于口服用药，一般情况下，口服后 2～3 小时药物浓度达到高峰，4～8小时药物作用达到高峰，半衰期为 1.6 天，有效治疗浓度为 0.5～2.0ng/ml，浓度再大则不会增加疗效，反而会增加药物中毒的几率，因此需要定期监测体内洋地黄浓度，使其维持在有效浓度范围内。药物进入体内后，85％由肾脏排泄，其余经肝胆排泄，肾功能不全的患者更应减少药物用量。目前临床上主张采用维持剂量法，负荷加维持法已经被淘汰，连续等剂量（0.125～0.25mg/d）给药 1 周后即可达有效稳态。

（2）β 肾上腺素能受体激动剂：心肌细胞上分布有较多的 β 受体，该类药物激动该受体发挥正性肌力作用。适用于短期静脉应用，属急救药物。

多巴胺：兴奋β受体选择性不高，2～5μg/(kg·min)以增强心肌收缩力、肾小动脉扩张为主，心率不会显著增加；5～10μg/(kg·min)以升高血压与心率为主，反而不利于心衰控制，但药物敏感性因人而异，且剂量需个体化。

多巴酚丁胺：主要兴奋β_1受体，无明显扩血管作用。

(3)磷酸二酯酶峰抑制剂：该类药物最终也是提高细胞内Ca^{2+}浓度来增强心肌收缩力的，常用药物有氨力农、米力农，后者作用强。该类药物仅限于重症时短期应用，长期应用反而会增加总死亡率。

四、冠心病的分类、治疗要点与用药

(一)无症状心肌缺血

治疗要点：定期查体，及早发现，治疗动脉硬化与斑块，抗血小板聚集，个体化选择β受体阻滞剂、钙离子拮抗剂、硝酸酯类药物等。

(二)心绞痛

1. 稳定型心绞痛 治疗要点：发作期迅速改善心肌供血供氧，缓解疼痛。缓解期防止疼痛发作，防止向不稳定状态发展。

(1)发作期治疗：立即休息，含服硝酸甘油0.3～0.6mg或硝酸异山梨酯5～10mg，前者一般3分钟内见效，维持约半小时，后者一般5分钟内起效，维持2～3小时。一次无效隔5～10分钟可再含服一次。如果疼痛持续半小时以上不缓解，就应及时就医除外急性冠脉综合征(ACS)。

(2)缓解期治疗

1)基础治疗 长期服用阿司匹林(ASP)75～100mg或氯吡格雷75mg，服用时间早晨或晚间均可；血脂不达标者服用相应调脂药物;血压高者降压治疗,一般选择具有降压和改善心肌供血双重作用的药物;糖尿病患者要干预血糖,根据患者的实际情况,使血糖维持在相对稳定的范围内,不宜过于严格,以防低血糖诱发心绞痛发作。

2)β受体阻滞剂　改善心肌供血与预后,详见本书药物治疗中所述β受体阻断剂。

3)钙离子拮抗剂　一般与β受体阻断剂联用获益更大,或应用于有β受体阻断剂禁忌或严重肾衰的病人。

4)血管紧张素转换酶抑制剂(ACEI)或血管紧张素Ⅱ受体拮抗剂(ARB)　改善预后,尤其适用于合并糖尿病的病人。

5)硝酸酯类　阶段性偏心给药。

6)中医中药　主要针对血瘀、痰阻、寒凝、气滞、气虚、阳虚等辨证施治(详见后面中医治疗部分)。

7)择期介入或手术治疗　有条件的病人可在有条件的医疗单位进行,可在一定程度上延缓病情进展,在部分患者群中可能比单纯药物治疗获益大,本章不做重点叙述。

2. 不稳定型心绞痛

治疗要点:迅速改善心肌供血,缓解缺血症状,稳定斑块,抗栓治疗,防止心肌梗死的发生。

(1)硝酸酯类:一般选择静脉用药,疗程7～10天,偏心给药,或与含巯基的血管紧张素转换酶抑制剂联用,以保持药物敏感性。病情稳定后可逐渐过渡到口服给药。此类药物可迅速缓解症状,稳定病情,但不能改善预后。

(2)抗凝与抗血小板聚集:低分子肝素,依具体药品的计量单位(u或mg)按千克体重用药,12小时一次,疗程7天左右。同时长期应用阿司匹林或氯吡格雷,有经济条件者在医生指导下可考虑两种药物联合应用。

(3)他汀类:稳定斑块,延缓病情进展。

(4)β受体阻断剂：及早应用，改善心肌供血与预后。

(5)血管紧张素转换酶抑制剂(ACEI)或血管紧张素Ⅱ受体拮抗剂(ARB)：及早应用，改善预后，控制血压，保护肾脏。

(6)钙离子拮抗剂(CCB)：与β受体阻断剂、ACEI或ARB联用，或其他药物有禁忌时，控制血压，改善心肌供血。尤其适用于变异型心绞痛。

(7)利尿剂：伴有心功能不全者阶段性应用。

(8)中医药：急则治其标，重点针对血瘀、痰阻、寒凝、气滞等实证辨证施治。

(9)急诊介入治疗：通过冠状动脉造影明确病位与严重程度，有助于及早缓解症状，风险与获益并存。

(三)急性心肌梗死

1. 非ST段抬高型心梗

治疗要点：病理基础大致等同于不稳定型心绞痛，不主张溶栓治疗，但要绝对卧床，吸氧，严密监护，处理大致等同于不稳定型心绞痛，发病初期要加大阿司匹林用量，可连续1～3天应用300mg，疼痛剧烈者可应用镇痛剂。注意辨别梗死部位，注意心衰、休克的防治，以及感染、应激性消化性溃疡等并发症的处理。

2. ST段抬高型心梗

治疗要点：及早再灌注心肌，维持心功能，抢救生命，防止再梗，加强心肌重塑。

(1)急诊介入治疗：目前该疗法较传统静脉溶栓疗效确切。

(2)静脉溶栓：在没有条件进行溶栓时可权衡利弊进行。

适应证：起病少于12小时、年龄小于75岁、急性心梗伴左束支传导阻滞、心电图相邻2个或2个以上导联ST段抬高超标、时间已达12～24小时，但ST段广泛抬高并持续胸痛。

禁忌证：1个月内有过活动性内脏出血、1个月内有过创伤史、

1个月内行过大手术或2周内行过大血管穿刺，伴有三级以上高血压且未能控制，既往有过脑出血，近1年内有过脑梗死、颅内肿瘤、消化性溃疡、血友病、血小板减少症患者，正在服用治疗量的华法林等抗凝剂，其他有出血倾向的病人。

药物选择：尿激酶150万～200万u，30分钟内静脉点滴完；或链激酶150万u，60分钟内静脉点滴完；或重组型纤溶酶原激活剂（rt-PA）先静脉注射15mg，复予50mg在半小时内静脉滴注完，继而35mg在1小时内静脉滴注完。

注意事项：充分评估获益与风险，注意监测心电图及心肌酶学的变化，判断再通与否，注意防治心肌再灌注损伤。

（四）缺血性心肌病

缺血性心肌病的病理特点是冠状动脉出现广泛的粥样硬化并狭窄，导致心肌营养障碍和萎缩、心肌细胞凋亡、结缔组织增生而发生局灶性、散在性或不规则心肌纤维化。另外，梗死后瘢痕形成也是发病机制之一。最终表现为心脏扩大、心律失常、心力衰竭。此病的治疗重点在于积极防治动脉硬化，改善心肌供血和营养，对症处理心衰和心律失常。用药可选择β受体阻滞剂、钙离子拮抗剂等。心衰时可选择利尿剂、硝酸酯类药物及洋地黄制剂等。

（五）冠心病伴心房纤颤

冠心病是导致心房纤颤的常见原因之一，当心室率大于每分钟150次时，即有诱发心绞痛或心衰的危险，而且心脏排血量也会大大减少。房颤还会导致心脏血流动力学发生改变，心房涡流容易导致血栓的形成，从而增加了体循环栓塞的风险。现阶段，如果房颤的发生超过了48小时，就不主张电复律了。大部分专家认为，只要维持适当的心室率，同时防止体循环发生栓塞，其治疗的预后与电复律后的预后大致相同。如果有必要并有条件进行电击复律，则需要在复律前进行一段时间的抗凝治疗，可服用华法林抗凝治疗3周，复律后继续用药3～4周，用药期间要定期监测体内凝血酶原系统。

控制心室率：可选择的药物有洋地黄制剂、β受体阻滞剂、非二氢吡啶类钙离子拮抗剂，具体选择药物时要结合药物的适应证因人制宜。

防止体循环栓塞：有条件监测国际标准化凝血酶原时间比值(INR)者可长期服用华法林，使INR维持在2.0～3.0之间。不具备条件者可口服阿司匹林或氯吡格雷。

（六）冠心病合并心力衰竭

1. 以收缩功能不全为主者

治疗原则：以减轻心脏负荷为主，增强心肌收缩力为辅，加强心肌重构。具体法则有利尿、扩管、强心等。

药物选择：急性期选用强利尿剂、血管扩张剂（硝酸酯类、硝普钠、吗啡等）及正性肌力药物，目的是缓解症状；缓解期选用弱利尿剂、醛固酮拮抗剂、β受体阻滞剂、血管紧张素转换酶抑制剂或血管紧张素Ⅱ受体拮抗剂，目的是改善预后。

2. 以舒张功能不全为主者 治疗原则：改善心肌舒张功能，防治心肌重构。

药物选择：β受体阻滞剂、钙离子拮抗剂、血管紧张素转换酶抑制剂或血管紧张素Ⅱ受体拮抗剂。

总之，冠状动脉粥样硬化性心脏病是一种遗传与环境等多因素与多发病机制的疾病，其自然病程经历多个阶段，医师需要因时、因人合理选择适当的治疗策略，在药物应用方面要把握选药个体化、用量个体化原则。

（胡国庆）

第十二章 糖尿病的药物治疗

一、概 述

糖尿病是一种以血糖代谢异常为先导，并以血浆葡萄糖持续性升高为主要特征的身心损害性代谢性疾病群。其典型的临床表现为“三多一少”，即多饮、多食、多尿同时伴有消瘦。但是目前大多数糖尿病患者不具备以上典型症状，而是在健康体检、术前检查、产前筛查中才发现，或是因某些并发症就医时方明确糖尿病的诊断。其病因病机比较复杂，包括遗传、自身免疫、环境因素、生活方式等，导致了糖、脂肪、蛋白质中间代谢环节的核心调节因子——胰岛素的分泌缺陷或作用缺陷，最终引发糖尿病。本章主要讨论糖尿病的药物治疗。

二、治疗原则

糖尿病仍然是一种不可根治的疾病，缺乏针对病因的治疗。从生物-社会-心理-精神-循证医学模式的角度出发，治疗总的目标是依据现有的最广泛、最可信的科学研究证据作指导，通过对糖尿病患者生活方式的纠正和对疾病的药物干预，以及糖尿病患者自我的管理，纠正代谢紊乱，防止急性并发症的发生，减低或延后慢性并发症的发生风险，提高患者的生活质量，保持患者良好的心理状态，减轻家庭和社会的负担，保证民族素质，保障人类与自然的和谐。

治疗上目前强调做到早期、长期、综合、个体化、动态调整。综合治疗分两层含义，第一层是指所谓的“五架马车”：饮食控制、运动疗法、血糖监测、药物治疗和糖尿病教育；第二层含义是指同时干预患者所伴有的代谢综合征的其他表现及伴发病，包括降压、调脂、抗血小板聚集等。

三、各项代谢指标控制目标(表 12-1)

表 12-1

项目＼状态	理想状态	尚可	差
FBG(mmol/L)	4.4～6.1	≤7.0	＞7.0
PBG(mmol/L)	4.4～8.0	≤10.0	＞10.0
HbA_{1c}%	＜6.5	6.5～7.5	＞7.5
BP(mmHg)	＜130/80	130～140/80～90	≥140/90
BMI(kg/m^2)男	＜25	＜27	＞27
BMI(kg/m^2)女	＜24	＜26	＞26
TCH(mmol/L)	＜4.5	4.5～6.0	≥6.0
TG(mmol/L)	＜1.5	1.5～2.2	≥2.2
LDL-C(mmol/L)	＜2.5	2.5～4.0	≥4.0
HDL-C(mmol/L)	＞1.1	1.1～0.9	＜0.9

四、三级预防

中医理论讲求不治已病治未病，未病先防，既病防变。糖尿病的药物治疗大致可分为3个阶段和3个方面，前者指三级预防，后者指本病、并发症和伴发病。一级预防是指干预高危人群，处理糖尿病前期，防止糖尿病的发生。二级预防是指对已确诊的糖尿病患者，预防急、慢性并发症的发生。三级预防是指对已有慢性并发症的糖尿病患者减少致残率和死亡率。

五、药物治疗

糖尿病的药物治疗包括口服降糖药和胰岛素，下面分别论述。

（一）口服降糖药物（OAD）

1. 促胰岛素分泌剂

（1）磺脲类（SUs）胰岛素促泌剂

1）历史沿革

第一代磺脲类：甲磺丁脲（Tolbutamide，D860，氯磺丙脲（Chlorpropamide）。

第二代磺脲类：格列本脲（Glibenclamide，优降糖），格列齐特（Gliclazide，达美康），格列吡嗪（Glipizide，美吡达、优达灵、瑞易宁），格列喹酮（Gliquidone，糖适平），格列波脲（Glibornuride，克糖利）。

第三代磺脲类：格列美脲（亚莫利）。

2）药理作用　主要是刺激胰岛β细胞分泌胰岛素，增加体内的胰岛素水平；可能有胰腺外改善胰岛素敏感性作用。其作用靶点是在胰岛β细胞膜上的ATP敏感型钾通道。

3)适应证　没有严重并发症的2型糖尿病患者。

4)禁忌证　1型糖尿病患者、糖尿病急重症、低血糖症、孕产妇、磺胺类药物过敏者、大手术围手术期、全胰腺切除术后等。

5)服用方法　一般需要餐前半小时服用。

6)不良反应　主要是低血糖,其他还有恶心、呕吐、消化不良、肝功能异常、胆汁淤积性黄疸、白细胞减少、血小板减少、再生障碍性贫血、溶血性贫血、皮疹、皮肤瘙痒、光敏性皮炎、体重增加等。

7)有关失效　应用磺脲类降糖药在1个月内效果不佳者属于原发性失效;先前能够有效地控制血糖,治疗1～3年后失效者属于继发性失效。

8)注意事项　老年患者尽量选用短效、中效制剂,以减少低血糖发生;应用长效制剂发生低血糖昏迷后,要防止再次陷入昏迷;在达到最大推荐剂量的50%时,SUs的降血糖效应几乎已达到最大;通常不联合应用2种以上磺脲类降糖药;磺脲类降糖药所致体重增加通常为2～5kg;头5年疗效最好,继发性失效发生率约为2%～10%;没有绝对的优选品种。

9)澄清磺脲类药物的一些观点

• 低血糖——严重低血糖少见。老年患者,使用第一代磺脲类(氯磺丙脲、格列本脲)低血糖风险增加;第二、第三代磺脲类药物(格列齐特,格列吡嗪及其缓释剂型,格列美脲)低血糖风险低。

• 心血管事件风险——UKPDS,ADVANCE:磺脲类药物不会增加心血管病死亡的风险。治疗体重平均增加2kg,为可接受的体重增长幅度。

• 据UKPDS等研究,磺脲类降糖药并未加速胰岛β功能的衰竭。

10)常用磺脲类降糖药介绍

• 格列喹酮(规格 30mg/片):15～60mg/次,2～3 次/日,餐前半小时吞服,最大剂量 180mg/d。为短效制剂,半衰期约 4 小时,5%经肾脏排泄,其余由胆汁进入肠道。较适用中老年 2 型糖尿病患者,尤其是伴有肾功不全者。此外,它还具有降糖和对肾脏的保护作用,能降低血中 ET(内皮素)和 TXA_2(血栓素 A_2)浓度,增加血中 PGF_{1a}(前列环素)水平,意味着减少血小板聚集,改善肾血管收缩状态,纠正缺血和炎症,增加肾血流量,从而改善肾功能,保护肾血管内皮细胞免受进一步损伤。本药较安全,低血糖发生率低,极少出现皮肤过敏或胃肠道反应,但肝脏疾病慎用。缺点是半衰期短,需每日多次服药,依从性相对较差。

• 格列齐特(80mg/片、40mg/片)、格列齐特缓释片(30mg/片):格列齐特 40～80mg/次,2 次/日,餐前半小时吞服,最大剂量 320mg/d,为中效制剂,半衰期约为 10～12 小时,主要在肝脏灭活,主要经肾脏排泄,少量随粪便排泄。格列齐特缓释片 30mg 效力相当于普通片 80mg,它通过激光打孔技术实现缓释,每日可固定时间单次服药,剂量范围 60～120mg。它具有两个显著区别于其他磺脲类药物的特征:即抗血小板/保护内皮细胞的功效;达美康缓释片内皮保护功能源于其突出的抗氧化能力,这也是能显著减少蛋白尿的主要原因之一。本药作用较缓和,较适用于轻、中度 2 型糖尿病(T2DM)患者,尤其是合并微血管病变者。

• 格列吡嗪(2.5mg/片)、格列吡嗪控释片(5mg/片):格列吡嗪 5～10mg/次,2～3 次/日,餐前半小时吞服,最大剂量 30mg/d,为短效制剂,半衰期约 2～4 小时,主要经肝脏代谢为无活性的产物,然后主要经肾脏排泄。格列吡嗪控释片 5～20mg/d,单次服药,血糖浓度依赖性,不进餐时也极少发生低血糖。格列吡嗪促泌作用的形式为“按需分泌”,有高血糖信号时,增加胰岛素释放,无高血糖信号时并不过度增加血清胰岛素水平。尚具有一定胰外作用，抑制肝糖产生，增加胰岛素敏感性。

• 格列美脲（1mg/片、2mg/片、3mg/片）：一般 1～4mg/d，最大剂量 6mg/d，固定时间单次给药，不必在餐前半小时服用，半衰期约 9 小时，具有促秘和增敏双重作用，主要在肝脏灭活，经尿排出。生理性促胰岛素分泌，依赖于葡萄糖浓度水平，作用较强、平稳、持久，早期应用及长期应用低血糖发生率均低。

• 格列本脲（2.5mg/片）：1.25～2.5mg/次，1～2 次/日，餐前半小时吞服，最大剂量 15mg/d。为长效制剂，半衰期约 6～12 小时，主要经肾脏排泄。作用快而强，低血糖发生率高，目前一般不用作首选，尤其是老年患者；但价格低廉，在低收入阶层仍不能完全取代。

（2）格列奈类（非磺脲类胰岛素促泌剂）

1）药理作用　促进胰岛素分泌，降糖作用快而短，改善生理胰岛素双峰分泌，模拟第一时相，主要控制餐后血糖。其作用靶点也在胰岛 β 细胞的 ATP 敏感型钾通道，但结合位点与磺脲类降糖药不同。

2）适应证　适用于 2 型糖尿病以餐后血糖升高为主的患者，对肾脏影响较小，因此对于肾功能不全的患者，不需要调整药物剂量。

3）禁忌证　禁用于 1 型糖尿病患者、糖尿病急重症、孕产妇以及 12 岁以下的儿童。

4）服用方法　一般餐前 30 分钟内服用，或餐前即时服用可以减少低血糖风险的发作。

5）不良反应　主要是低血糖。其他还会偶尔出现消化道反应、肝功能异常、皮疹等过敏反应。

6）注意事项　不适用于对磺脲类药物不敏感的患者；不宜与磺脲类药物联用；不进餐不服药。

7）临床常用药物

• 瑞格列奈(1mg/片、2mg/片):0.5～4mg/次,1～3次/日,于相应餐前0～30分钟服用,最大剂量16mg/d。半衰期约1小时,92%的代谢产物经胆汁排入肠道,8%经肾由尿排泄,5小时可清除完毕。不加速胰岛β细胞的衰竭,呈血糖浓度依赖性,起作用的前提是有葡萄糖存在。目前惟一被公认为各种程度的肾衰均非其禁忌证的口服降糖药物。

• 那格列奈(120mg/片):60～120mg/次,1～3次/日,于相应餐前0～15分钟服用,一般单次用量上限为120mg。半衰期约1.25～2.9小时,约83%经过肾脏排泄,10%经粪便排泄。不加速胰岛β细胞衰竭,呈血糖浓度依赖性,起效时间较瑞格列奈略早,但降糖效力较瑞格列奈略低,低血糖发生率低。有专家推荐与二甲双胍联用形成口服药的“基础＋餐时”模式。安全性及耐受性良好,对胰岛β细胞的作用具有高度选择性,极少作用于心血管系统。几乎不引起体重改变,无胃肠道影响。用于肝肾功能不全的患者无需调整剂量。

2. 双胍类

(1)药理作用:提高外周肌肉、脂肪等组织对葡萄糖的摄取与利用;增强机体对胰岛素的敏感性,减轻胰岛素抵抗;抑制糖原分解和糖异生,抑制肝糖输出;抑制肠壁细胞吸收葡萄糖;提高葡萄糖的转运能力;抑制胆固醇生成,降低三酰甘油;降低脂肪酸氧化率等,可同时降低空腹血糖与餐后血糖。

(2)适应证:适用于2型糖尿病特别是肥胖的患者,并且是肥胖患者的核心药物。可与胰岛素联合应用于1型糖尿病患者,对于稳定血糖可起到一定的积极作用。有学者认为二甲双胍也可用于肥胖伴糖耐量减低者的一级预防。

(3)禁忌证:对本品过敏者,酮症酸中毒、肝肾功能不全(男性血肌酐水平高于15mg/L或女性肌酐水平高于14mg/L)者,充血性心力衰竭,任何缺氧状态,急性感染或外伤,糖尿病急重症,孕产妇，使用静脉造影剂，维生素 B_{12}、叶酸和铁缺乏者，以及 10 岁以下儿童。

(4)服用方法：普通制剂可与餐同服或餐后服用，以减少胃肠道不良反应；肠溶制剂胃肠道刺激较小，可餐前服用。进餐几乎不影响疗效。

(5)不良反应：常见的不良反应是口干口苦、口中异味、食欲下降、恶心呕吐、消化不良、腹泻或便秘、腹部不适等胃肠道反应；少见的有头晕、皮疹、疲倦等；最严重也最罕见的是乳酸性酸中毒，多发生于肾功能不全者。

(6)注意事项：本类药物可减少维生素 B_{12} 的吸收；静脉注射碘化造影剂后 48 小时内应停用本类药物；与胰岛素联用可减少胰岛素总用量，减轻胰岛素抵抗，因此临床应用时应注意避免发生低血糖；可用于多囊卵巢综合征的治疗；65 岁以上老年人应慎用，80 岁以上尽量不用；单纯尿蛋白并非双胍类禁忌证，但当尿蛋白定量较大时仍建议慎用。

(7)临床常用药物

1)盐酸二甲双胍(0.25g/片、0.5g/片、0.85g/片)、盐酸二甲双胍肠溶片(0.25g/片)、盐酸二甲双胍缓释片(0.5g/片)、盐酸二甲双胍缓释胶囊(0.5g/粒) 东方人一般 500～1500mg/d，普通片、肠溶片分 2～3 次服用，部分患者可考虑在晚睡前加服一次，缓释制剂每日 1 次或分为 2 次，非老年人最大剂量为 2 000mg/d，老年人最大剂量为 1 000mg/d，西方人体型相对较大时用药量可适量增加。每日用量小于 500mg 时几乎不能发挥效力，在上述剂量区间内疗效可与剂量成正比增长，超过上限时疗效增加不显著，不良反应发生率及程度反而增加。单用该品可降低空腹血糖25%～39%，且不会引起低血糖，临床上见到的单用本品时发生的餐前低血糖，多是因为 2 型糖尿病本身胰岛素分泌延迟所致。本品在肝内不代谢，主要以原药形式从尿排出，对肾脏本身无毒害作用，但因其他原因已发生肾功能不全时可导致药物蓄积，从而增加了发生乳酸性酸中毒的风险。从小剂量用起可减轻不良反应，部分患者久服后不良反应可减轻；本药可减轻体重，但各糖尿病指南未推荐作为减肥药物；对糖耐量异常者可防止其发展成糖尿病；本品可降低高胰岛素血症、可改善脂质代谢异常、降低游离脂肪酸水平、能减轻高凝状态并增加纤维蛋白溶解、抗血小板聚集，从而减少大血管病变的危险性。确切作用机理至今未能完全阐明，临床应用前景广阔。其中格华止（进口二甲双胍 0.5g/片）是惟一一种被 FDA 批准可用于 10 岁以上儿童的口服降糖药。值得注意的是，西咪替丁能够明显降低该药的清除。

2）盐酸苯乙双胍（25mg/片、50mg/片） 50～150mg/d，分 2～3 次服用。本品过去应用较广泛，但其不良反应发生率高且严重，尤其是可引起严重的乳酸性酸中毒、酮血症，其危险性较二甲双胍高 100 倍，发生后死亡率高，还有报道称本品有心肌抑制作用，故我国现已少用，有些国家已禁用。

3. α-糖苷酶抑制剂（AGI）

（1）药理作用：通过竞争性抑制小肠黏膜刷状缘的 α 糖苷酶，抑制寡糖（蔗糖、麦芽糖）分解为小肠可吸收的单糖（葡萄糖、果糖），从而延缓肠内双糖（如蔗糖）、低聚糖、多糖（如淀粉）释放为葡萄糖，最终降低餐后血糖，继而降低胰岛素水平。久服还可降低空腹血糖及糖化血红蛋白。

（2）适应证：适用于 2 型糖尿病患者，尤其是以餐后血糖升高为主者；可与胰岛素联合用应用于 1 型糖尿病患者，有利于血糖的控制，也可用于糖耐量减低患者的一级预防。

（3）禁忌证：对本品过敏者、有明显胃肠功能紊乱者（消化或吸收障碍）、肠溃疡、肠梗阻、肠疝、酮症酸中毒、孕产妇、18 岁以下青少年与儿童。

（4）服用方法：与头几口食物一同嚼服。

(5)不良反应:常见的不良反应是腹胀、腹泻、便秘、排气增多等胃肠道反应,部分病人1～2周后症状可逐渐消除;有资料报道,会引起肝功能异常;少见有皮疹、乏力等。

(6)注意事项:适用于以碳水化合物为主要饮食构成的患者;单独服用一般不引起低血糖,但与磺脲类药物或胰岛素联用时可发生低血糖,纠正低血糖时应给予静脉或口服葡萄糖,服用碳水化合物则效果差;本药可影响地高辛的生物利用度,故合用时应调整地高辛用量;抗酸药、肠道吸附剂、消化酶制剂、消胆胺,可减弱本药的降糖作用;用药期间监测肝功能;外交官、教师或其他社交活动多者尽量避免使用。

(7)临床常用药物

1)阿卡波糖(50mg/片、100mg/片)　50～100mg/次,相应正餐中与第一口食物同嚼,1～3次/日,最大剂量300mg/d,有学者认为本品100mg与75mg疗效基本持平。本品极少被吸收,主要在肠道降解或以原形随粪便排泄。但有资料显示严重肾功能不全(肌酐清除率<25ml/min)禁用。本品较安全,是目前临床常用药,但价格较昂贵。本品较常用的有德国拜耳公司和国内制剂,应用均较广泛。

2)伏格列波糖(0.2mg/片)　0.2～0.3mg/次,1～3次/日,本品原产于日本,国内应用并不广泛。

4. 胰岛素增敏剂(噻唑烷二酮类或称格列酮类,TZD)

(1)药理作用:通过结合和活化PPARγ受体,进而诱导脂肪生成酶和与糖代谢调节相关蛋白的表达,促进脂肪细胞和其他细胞的分化,提高外周组织和肝脏细胞对胰岛素的敏感性,改善胰岛素抵抗。TZD还具有潜在的抗动脉粥样硬化形成作用:改善血脂谱、降低高血压、降低微量白蛋白尿、改善血管内皮功能、降低炎症标志物水平(如CRP)、降低PAI-1、有抗动脉粥样硬化形成的特性。

(2)适应证:2 型糖尿病患者,尤其是以胰岛素抵抗为主者。有学者认为可用于糖耐量减低者的一级预防。

(3)禁忌证:对本品过敏者、酮症酸中毒、孕产妇、18 岁以下青少年与儿童。

(4)服用方法:每日固定时间单次服用。

(5)不良反应:常见的为水肿、体重增加,与胰岛素联用时发生率增加;与其他降糖药联用时,有发生低血糖的风险;少见的有贫血、头痛、肌痛等。

(6)注意事项:心功能不全者慎用;活动性肝病或谷丙转氨酶(ALT)升高 2.5 倍者,不宜使用;开始使用后 ALT 升高 3 倍或出现黄疸者,应停药;可与基础胰岛素注射联用,但与强化胰岛素方案联用未被推荐;有报道称本类药物可促排卵,还可能导致口服避孕药失效;起效较慢,往往需要数周或数月才能充分发挥降糖作用。

(7)临床常用药物

1)盐酸吡格列酮(15mg/片)　15～30mg/d,每日固定时间单次服用,最大剂量 45mg/d。本品代谢产物仍有活性,总吡格列酮(吡格列酮及其活性代谢产物)的半衰期约 16～24 小时,大部分经胆汁随粪便排泄。该药起效时间较迟缓,一般需要连续服药 1 周以上才见疗效。本药除可降低血糖外,还能够降低血压,降血脂,治疗多囊卵巢综合征。

2)马来酸罗格列酮(4mg/片)　4～8mg,分 1～2 次口服,空腹或进餐时服用均可,最大剂量 8mg/d。从粪便排泄,大部分经肾脏排泄。一段时期以来,围绕本品对心血管事件的影响存在较大争议,市场占有率一度迅速下降,但近期相关研究又得出该药致心血管事件风险不大的结论。

(二)胰岛素及胰岛素类似物

1. 胰岛素总述

(1)适应证:①1 型糖尿病患者;②糖尿病急性并发症:酮症酸中毒(DKA)、非酮症高渗昏迷、乳酸性酸中毒伴高血糖;③糖尿病合并重症感染、消耗性疾病、视网膜病变、肝肾功能不全、神经病变、急性心脑血管病变;④围手术期;⑤糖尿病妊娠和妊娠糖尿病及分娩;⑥2 型糖尿病患者经饮食、运动及口服降糖药治疗后疗效差或显著消瘦的患者;⑦全胰腺切除者;⑧非应激状态下而尿酮阳性并且除外饥饿性酮症的患者;⑨纠正细胞内缺钾、治疗高钾血症、配制极化液;⑩用胰岛素休克疗法控制精神病症状和用于内分泌疾病的诊断:做胰岛素低血糖试验。

(2)禁忌证:对本品过敏者、低血糖患者。

(3)使用方法:用于糖尿病急性并发症治疗时可用短效制剂静脉注射;用于日常控制血糖,建议皮下注射。详见各论。

(4)不良反应:常见的不良反应是低血糖,少见的有过敏反应、皮下脂肪萎缩、注射部位皮肤感染、体重增加、水肿(水钠潴留)、视物模糊等(血糖迅速下降后屈光度改变)。

(5)注意事项:只有短效胰岛素可静脉给药,其他品种的胰岛素均需要皮下给药;胰岛素不具有成瘾性;与维生素 C 同容器配伍会使胰岛素失活;尽量选择抗原性小的种类;使用剂量应因人而异,种类、剂型、注射部位、患者的反应性、胰岛素抗体(IgG、IgE)均可影响起效时间、作用强度和维持时间;从降血糖角度讲,没有绝对的证据证明使用胰岛素就一定优于口服降糖药;当从动物胰岛素改用人胰岛素制剂时发生低血糖风险增加;为减少皮下脂肪萎缩或增生风险,保障吸收率,当嘱患者经常变换注射部位;吸烟者胰岛素用量比不吸烟者大,戒烟后酌情减量;储存于 2~8℃冰箱内,不可冷冻,避免阳光直射,一经使用需在 28 天内用完。

(6)影响胰岛素作用的药物

1)增强胰岛素降糖作用的药物　水杨酸类、磺胺类、口服抗凝剂、单胺氧化酶抑制剂、蛋白同化激素；

2)减弱胰岛素降糖作用的药物　氯丙嗪、碳酸锂、苯妥英钠、口服避孕药、烟酸、氢氯噻嗪；

3)拮抗胰岛素降糖作用的药物　糖皮质激素、生长激素、胰高血糖素、甲状腺激素、肾上腺素；

4)可能掩盖胰岛素低血糖症的药物　β受体阻滞剂、可乐定。

2. 胰岛素的分类

(1)按来源分类(表 12-1)。

表 12-1

	来源	杂质	免疫原性	副作用
动物胰岛素(猪/牛)	从猪或牛胰腺提纯而得	含胰岛素原、胰多肽、生长抑素、舒血管肠肽、蛋白水解酶	(++)牛抗原性较猪强	局部和全身过敏反应、局部脂肪萎缩,在注射部位形成二聚体、多聚体,影响吸收
人胰岛素	是在含有 GS 和酵母菌细胞的液体培养基中通过发酵方法而得	不含细菌、异源体微粒和其他蛋白原	(−)	很少

(2)按起效快慢和作用时间分类(表 12-2)。

(3)按给药方式分类(见表 12-3)。

表 12-2

作用类别	制剂	皮下注射作用时间		
		开始	高峰	持续
超短效	门冬胰岛素	10～15min	1～2h	4～6h
(胰岛素类似物)	赖脯胰岛素	10～15min	1～1.5h	4～5h
速(短)效	普通(正规)胰岛素(RI)	0.5h	2～4h	6～8h
中效	低精蛋白胰岛素(NPH) 中性低精蛋白锌胰岛素 慢胰岛素锌混悬液	1～3h	6～12h	18～26h
长(慢)效	精蛋白锌胰岛素(PZI) 鱼精蛋白锌胰岛素 特慢胰岛素锌混悬液	3～6h	14～24h	28～36h
超长效胰岛素	甘精胰岛素(Glargine)	2～3h	无峰	30h
(胰岛素类似物)	地特胰岛素(Detemir)	2～5h	有剂量依赖性峰值	24h

表 12-3

给药方式	胰岛素类型	备注
皮下注射	所有类型胰岛素	吸收速度依次为:腹壁、上臂、大腿、臀部
静脉给药	短效胰岛素	惟一的类型,立即起效,15～30min 达峰,持续 2h
吸入方式	经肺、口腔黏膜、鼻腔黏膜。干粉、可溶性液态	正在研究开发

(4)按常用制剂分类(见表 12-4)。

3. 胰岛素的使用原则和策略 胰岛素的使用大致分为替代

表 12-4

胰岛素制剂	人胰岛素产品举例	起效时间	峰值时间	作用持续时间	规格 u/支
短效胰岛素(RI)	优泌林 R 诺和灵 R	15～60min	2～4h	5～8h	400
速效胰岛素类似物(门冬胰岛素)	诺和锐	10～15min	1～2h	4～6h	300
速效胰岛素类似物(赖脯胰岛素)	优泌乐	10～15min	1～1.5h	4～5h	300
中效胰岛素(NPH)	优泌林 N 诺和灵 N	2.5～3h	5～7h	13～16h	300
长效胰岛素(PZI)		3～4h	8～10h	20h	300
长效胰岛素类似物(甘精胰岛素、地特胰岛素)	来得时	2～3h	无峰	30h	300
预混胰岛素(HI30R,HI70/30)(N∶R=7∶3)	优泌林 70/30	0.5h	2～12h	14～24h	300
预混胰岛素(HI50R)(N∶R=1∶1)	诺和灵 30R 诺和灵 50R	0.5h	2～3h	10～24h	300 300
预混胰岛素类似物(门冬胰岛素 30R)	诺和锐 30	10～20min	1～4h	14～24h	300
预混胰岛素类似物(赖脯胰岛素 25R) 预混胰岛素类似物(赖脯胰岛素 50R)	优泌乐 25 优泌乐 50	15min	0.5～1h	16～24h	300

注:因受胰岛素剂量、吸收、降解及个体差异等多种因素的影响,作用时间仅供参考。

和补充两种策略;理想的胰岛素治疗应该接近生理性胰岛素分泌的模式,包括基础胰岛素和餐时胰岛素两部分。理想的基础胰岛素的作用应该能覆盖全天 24 小时,无明显峰值,避免空腹和餐前低血糖。理想的餐时胰岛素应能在血糖下降到正常水平时其作用降至基础水平,避免下餐前出现低血糖。患者的血糖水平、对胰岛素的反应性、基础病等个体差异较大,胰岛素的剂量和分配没有确定的计算公式,因此胰岛素的使用一定要掌握个体化原则。1型糖尿病患者需要采用胰岛素替代治疗,建议多次胰岛素注射治疗或使用胰岛素泵治疗;2型糖尿病患者可采用基础胰岛素、多次胰岛素、阶段性强化等多种补充治疗策略。患者对胰岛素的敏感性常呈动态变化,在高糖毒性、组织细胞脱水、感染、应激等情形下,机体对胰岛素的敏感性往往较差,上述情形得到纠正后敏感性会改善,因此胰岛素的用量应该进行动态调整,在避免低血糖的前提下,使血糖平稳达标。

4. 胰岛素总量的估算方法

特别说明:以下估算方法仅为部分临床专家的经验性共识,供大家参考。

(1)按体重估算初始剂量:表12-5显示各种类型糖尿病患者的初始胰岛素的使用量。

表 12-5

糖尿病类型	胰岛素用量
T1DM	0.5～1.0u/(kg·d)
初诊T1DM无酮症	0.2～0.6u/(kg·d)
初诊T1DM酮症酸中毒	1.0u/(kg·d)
青春期T1DM	1～1.5u/(kg·d)
T2DM病情轻者	0.1～0.2u/(kg·d)
T2DM病情重、病程长,肥胖者	0.3～0.5u/(kg·d)
特别瘦小的儿童	0.1u/(kg·d)

(2)按空腹血糖估算:如果给予"三短一中/长"胰岛素方案,那么睡前所需要的基础胰岛素剂量大致相当于空腹血糖水平,一日的胰岛素需求总量约为此值的 4 倍。例如:某患者的空腹血糖是 11mmol/L,则其需要的基础胰岛素的量约为 11u,而一日所需要的胰岛素总量约为 44u。

(3)按消酮所需胰岛素估算:如果患者以糖尿病酮症(DKA)入院,那么一日的静脉胰岛素用量大致相当于后续的一日皮下胰岛素注射用量。

5. 胰岛素的启动和调整 图 12-1 详细列出了调整使用胰岛素的方法和步骤,仅供临床医生参考。

6. 胰岛素的使用和分配方案举例

(1)每日 1 次注射法

1)适应证 2 型糖尿病患者,每日胰岛素用量小于 30～40u 者。

2)剂型选择 中效、长效、预混、自组比例。

3)剂量计算 中效 0.2u/～0.3u/(kg·d);或公斤体重÷10;若应用甘精胰岛素可 10u 起步;若自配 RI＋NPH 混合制剂则以 0.1～0.2u/(kg·d)计算。

4)应用方法

• 空腹血糖高:睡前皮下注射单组分中/长效胰岛素,1 次/日。

• 餐后血糖高:早晨皮下注射单组分中/长效胰岛素,1 次/日。

• 黎明现象较重者:早晨皮下注射自组比例混合制剂,R∶N 可为 3∶7 或 2∶8。

5)优点 简单方便,患者的依从性高。

6)缺点 血糖的达标率低;自配混合制剂复杂、不方便;商业预混制剂个体化原则难以把握。

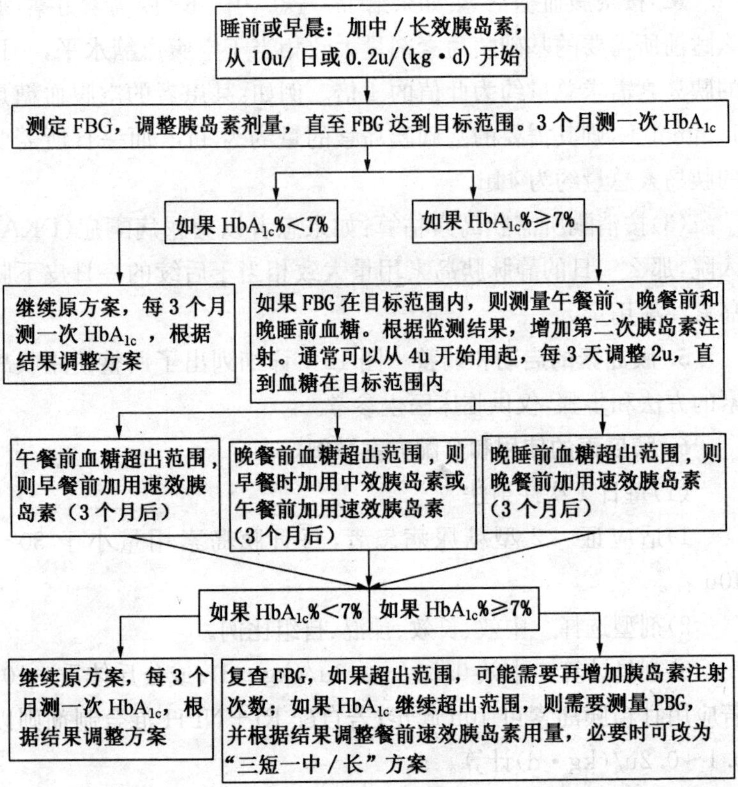

图 12-1

本表源于：Nathan DM, et al. Diabetes Care. 2006, 29(8): 1963—1972.

(2)每日2次注射法

1)适应证　2型糖尿病患者，采用胰岛素每日1次注射，血糖控制效果不佳者；阶段性多次胰岛素注射强化治疗后血糖控制满意，且胰岛素用量不太多的患者（一般<50～60u/d）；生活方式规律且有一定智能的患者。

2)剂型选择　预混、自组比例。

3)剂量计算

• 按公斤体重：以 0.3～0.7kg/d（一般 BMI 值低者取低值，BMI 值高者取高值）估算出一日总量。

• 由多次胰岛素折算。

4)应用方法

• 预混：早餐前占总量的 2/3、晚餐前占总量的 1/3；或早晚各占 1/2；若由"三短一中/长"折算而来，早＋中大致为预混早餐前用量，晚＋睡前大致为晚餐前预混用量，一般需要酌情减量。

• 自组 R 与 N：早餐前 R∶N＝1∶1.5～2，剂量为全天总量的 2/3

晚餐前 R∶N＝1∶1～2，剂量为全天总量的 1/3

• 自组 R 与 P：早餐前 R∶P＝2-3∶1，剂量为全天总量的 2/3

晚餐前 R∶P＝3～4∶1，剂量为全天总量的 1/3

5)优点　在一定程度上改善了血糖控制水平。

6)缺点　中餐后的血糖单靠胰岛素往往难以达标，而需要配合口服药；预混制剂比例固定，适应人群较局限；自组比例计算、配制复杂，操作要求高；难以真正符合生理胰岛素分泌模式。

(3)每日 3 次胰岛素注射

1)适应证　2 型糖尿病以餐后血糖升高为主的患者；伴有肾功能衰竭的患者。

2)剂型选择　短效、预混、自组比例。

3)剂量计算　以每天 0.3～0.7u/kg（一般 BMI 值低者取低值，BMI 值高者取高值）估算出一日总量。

4)应用方法

• 3 次短效：早餐前 40％总量、午餐前 25％总量、晚餐前 35％总量。

• R＋N：早餐前 R2/9 总量＋N4/9 总量、午餐前不注射、晚餐前 R1/6 总量、睡前 N1/6 总量。

- R＋P：P 总量＝40％～60％全天总量、R 总量＝全天总量减去 P 总量

  早餐前 R：P＝2～3：1、R＝1/2 总量、P＝1/2～2/3P 总量

  午餐前 R＝1/6R 总量

  晚餐前 R：P＝2～3：1　R＝1/3 总量　P＝1/3～1/2P 总量

5)特别说明　RI 与 PZI 混合时 PZI 中多余的鱼精蛋白会迅速与等量的 RI 结合，使之成为 PZI 而减少了 RI 的实际含量，故实际应用时需要核算好剂量，医嘱书写量与实际起效量不同，如欲给予短效 12u＋长效 8u，医嘱应当表达为 RI 16u＋PZI 4u，护士抽取时须要先抽取 P 后抽取 R，混合后一次注射。

6)优点　3 次短效对肾衰的患者来说减少了低血糖发生风险；R＋N 或 R＋P 方案更符合生理胰岛素基础＋餐时模式。

7)缺点　计算复杂，医患均难以掌握。

(4)每日 4 次胰岛素注射

1)适应证　1 型糖尿病患者，没有条件接受胰岛素泵治疗者的日常治疗；初诊糖尿病难以很快鉴别分型者；2 型糖尿病血糖控制不佳者，部分学者认为 HbA_{1c}％≥9％者应阶段性采用此法强化治疗；生活方式规律，有一定智能灵活调整，想要血糖得到更好控制的患者。

2)剂型选择　三段一中、三短一长、三段二中、三短二长。

3)剂量计算　按体重、按空腹血糖、按消酮需求(具体内容参见前文)。

4)应用方法

- 三段一中、三短一长：短效总量＝全天总量－中/长效总量

  中/长效量＝20％～40％全天总量

早餐前 短效＝20%～45%总短效量
午餐前 短效＝20%～30%总短效量
晚餐前 短效＝20%～30%总短效量
睡前中/长效1次性注射

• 三段二中、三短二长：早餐前 短效为2/9总量＋中/长效2/9总量
午餐前 短效为2/9总量
晚餐前 短效为1/6总量
睡前中/长效为1/6总量

5)优点　多点注射，更符合生理胰岛素分泌模式；剂量调整更灵活；血糖达标率高。

6)缺点　在一定程度上影响外交、出行，不适宜生活不规律或长期上夜班者。

(5)胰岛素泵持续皮下输注法(CSII)

1)适应证　1型糖尿病、2型糖尿病、妊娠糖尿病及其他类型糖尿病；初诊糖尿病难以很快鉴别分型者；糖尿病酮症酸中毒；糖尿病非酮症高渗性昏迷。

2)剂型选择　短效、超短效。

3)剂量计算　按体重计算；由多次胰岛素量折算。

4)应用方法　不同品牌的胰岛素泵，其具体使用方法有所区别。以下以美敦力牌胰岛素泵为例：50%总量设为基础胰岛素，可据患者具体的血糖波动规律设多段基础率；50%总量设为餐前大剂量。

5)优点　最符合生理胰岛素分泌模式；剂量调整更灵活；血糖达标率高。

6)缺点　仪器、耗材较昂贵；对患者的文化层次要求高。

7)注意事项　不能使用中效、长效胰岛素。

7. 胰岛素耐药性的处理　部分患者注射胰岛素一段时间(一

般＞1 个月）以后，体内可出现胰岛素抗体，极少数患者可表现为胰岛素抗药性，即在无酮症酸中毒及拮抗胰岛素因素存在的情况下，胰岛素用量＞100～200u/d。处理：改用单组分人胰岛素，短效制剂，皮下注射，如无效改为静脉注射，严密监测血糖，如仍无效加大剂量或静脉滴注，胰岛素用量最多时可达 1 000u/d 以上。同时可使用糖皮质激素（泼尼松 40～80mg/d），及其他可以增加胰岛素敏感性的药物，使胰岛素从已形成的复合物中解离成游离状态。一般数日后胰岛素抗药性可以消除。

六、治疗方案的选择

目前部分专家认为对于初发糖尿病采用阶段性多次胰岛素或胰岛素泵强化治疗，目的是解除高糖毒性，恢复部分胰岛细胞功能，减轻胰岛素抵抗，最重要的是在治疗早期形成一个良好的“代谢记忆效应”，这将大大有利于远期治疗。但也有部分专家认为没有充分证据表明胰岛素强化就一定优于口服药强化治疗。对于胰岛素强化治疗时间及停药时机也无定论，部分资料建议胰岛素总量小于 0.3u/(kg·d)时可考虑停用胰岛素观察，或是换用口服降糖药治疗。临床上确实有一部分病人，尤其是体重指数超标的病人，可在阶段性胰岛素强化治疗后诱导出“缓解期”，也就是我们常说的“蜜月期”，过去认为 1 型糖尿病才有蜜月期，目前部分学者认为 2 型糖尿病也可能被诱导出缓解期，但一般不会持续太长时间，数周至数月不等，最长不会超过 1～2 年。

（一）根据 HbA_{1c}%水平

1. 血糖调节受损期，HbA_{1c}%稍高于正常值上限，此时除生活方式干预外，部分学者认为可给予双胍类、α-糖苷酶抑制剂或胰岛素增敏剂做一级预防。

2. 当 HbA_{1c}<7.5%时，主要是由于餐后血糖升高所致，可选择针对餐后血糖的药物，如α糖苷酶抑制剂、格列奈类等。

3. 当 HbA_{1c}>7.5%时，反映餐后、餐前血糖升高均较明显，当兼顾之，治疗时可选择磺脲类、双胍类药物等，而且往往需要多种药物联合应用。

4. 部分学者认为：HbA_{1c}<7%时，治疗以生活方式干预为主；HbA_{1c}在7%～9%之间则给予口服降糖药治疗，大于9%则给予胰岛素强化治疗。

5. 通过 HbA_{1c}估算平均血糖水平：平均血糖＝2×HbA_{1c}－4.5

（二）根据糖代谢状态

1. 餐后高血糖　可选择α糖苷酶抑制剂、短效磺脲类、格列奈类、短效胰岛素或胰岛素类似物。

2. 空腹高血糖　可选择双胍类、长效磺脲类、长效胰岛素或胰岛素类似物。

3. 胰岛素缺乏　可选择磺脲类、格列奈类、胰岛素。

4. 胰岛素抵抗　可选择双胍类、胰岛素增敏剂、α-糖苷酶抑制剂。

（三）根据胰岛素抵抗程度

1. 空腹胰岛素水平>15mu/L 提示存在胰岛素抵抗，可选用具有改善胰岛素抵抗作用的药物，如双胍类、胰岛素增敏剂等。

2. 胰岛素抵抗指数的计算方法　胰岛素抵抗指数＝空腹血糖值(mmol/L)×空腹胰岛素水平(mu/L)÷22.5。

（四）根据并发症情况

1. 当出现急性并发症（糖尿病酮症酸中毒、高渗性昏迷、感染、心脑血管疾病等情况）时建议采用胰岛素治疗。

2. 当出现慢性并发症(糖尿病足、增殖性视网膜病变、慢性肾衰等情况)时建议采用胰岛素治疗。

(五)根据基础伴发病状态

1. 伴发肝功能不全时,建议采用胰岛素治疗。

2. 围手术期时,建议采用胰岛素治疗。

3. 妊娠妇女禁用口服降糖药,需要使用胰岛素治疗。

(六)特殊年龄

大于 60 岁的老年糖尿病患者,约 90%~95%均为 2 型糖尿病,但也偶有以 1 型糖尿病起病的患者,临床上常常没有“三多一少”的表现,发生急慢性并发症的症状往往也不典型,如无痛性心梗、无肌紧张的急腹症、血象不升高的感染等。对于这部分病人血糖控制不宜过于严格,以防加重基础病。预期寿命越短,血糖的目标值越应放宽,部分患者平均血糖控制到 9~11mmol 即可,HbA_{1c}可放宽到 7%甚至 7.5%以上,空腹血糖在 6~9mmol/L 之间,餐后 2 小时血糖在 8~12mmol/L 之间都可以接受;对于身体状况比较好,没有明显基础疾病的患者,可将血糖控制到接近正常水平。根据基础病、预期寿命、寿限内并发症发生的危险性、对生活质量的影响等个体化掌握尺度,目的是提高患者的生活质量。老年人随年龄的增长多器官功能处于逐渐减退的状况,伴肾、心、肝功能不全时慎用二甲双胍,并有专家认为 80 岁以上的老年患者最好不用二甲双胍,但也有人认为只要能够规避乳酸酸中毒的风险,也可以适当的小剂量应用,尤其对肥胖且无心肝肾功能不全及缺氧的患者,每日最大量不应超过 1g,同时应定期监测相关指标。有心功能不全者,避免使用噻唑烷二酮类药物。禁用氯磺丙脲,避免首选作用强且作用持续时间长的磺脲类降糖药如格列本脲等,以避免低血糖。可选择 α-糖酐酶抑制剂、作用温和或半衰期短的促胰岛素分泌剂，根据血糖变化逐渐调整药物剂量。

（七）根据经济状况和患者依从性

表 12-6 是根据 2009 年各种降糖药的价格，列出了服用每种药物的日平均费用，临床医生可根据患者的经济状况及依从性选择合适的药物给病人服用，目的是使患者能够长期坚持医生给其制订的控糖方案，以便有利于血糖的控制及并发症的预防。

表 12-6　降糖药物日平均费用

药物品种	常用剂量和服用次数	日治疗费用(元)
格列吡嗪控释片（瑞易宁）	5～20mg Qd	3～12
格列奇特缓释片（达美康缓释片）	300～120 Qd	2.1～8.4
瑞格列奈（诺和龙）	1～2mg Tid	8.1～16.2
那格列奈（唐力）	120mg Tid	9.6
格列美脲（亚莫利）	1～6mg Qd	3.4～20.4
罗格列酮（文迪雅）	4mg Qd	12.2
吡格列酮（艾汀）	15mg Qd	4～8
阿卡波糖（拜糖苹）	50～100mg Tid	8.3～16.5
二甲双胍（格华止）	0.5 Tid	3.98～11.94

（八）联合用药

1. 2 型糖尿病联合应用降糖药的原则

（1）掌握指征：单一药物不能满意控制血糖时，可联合应用其他种类的降糖药。

（2）起病阶段血糖即较高，HbA_{1c}＞7.5％时，可联合应用 2～3 种降糖药物。

（3）需要联合用药时，应选择作用机制不同的药物联合应用。

(4)应善于发挥不同类型降糖药物的优点,同时避免或减轻不同类型药物的不足之处。

(5)提高药物疗效性和安全性。

(6)一般联合应用 2 种药物,必要时可用 3 种药物。

(7)使用基础胰岛素治疗时,可以联合任何一种或多种口服降糖药。

(8)采用多次胰岛素(2 次及以上)治疗时,不主张联合促秘剂、噻唑烷二酮类药物。

(9)不能联合使用两种胰岛素促秘剂。

2. 2 型糖尿病口服药联合方案 图 12-2 明确显示了可以相互联合应用的降糖药品种,在同一条线段上的药物都是可以连用的。比如胰岛素促秘剂可以分别与双胍类、α-糖苷酶抑制剂、噻唑烷二酮类药物联合应用,必要时上述四种药物也可以同时应用。

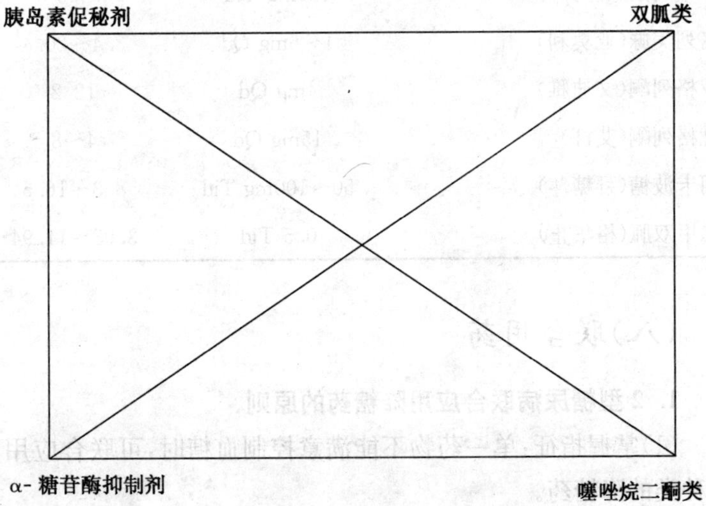

图 12-2

(胡国庆)

第十三章　糖尿病合并心血管病的护理

对于糖尿病合并心血管病的患者与单纯患有糖尿病或单纯患有心血管病者，其护理有很多不同，主要体现在饮食、运动及血糖监测等方面，现分述如下。

一、饮　食

对于糖尿病合并心血管病的患者，除了甜食的控制外还要特别注意食盐的控制，尤其对于心功能不全、合并高血压、肾功能不全者。

（一）热量摄入量

根据患者的标准体重及劳动强度，可以计算出其每日总热量及相应的三大营养物质的质量（表 13-1）。

（二）限制钠盐的摄入

WHO 建议每人每日食盐量不超过 6g。我国膳食中约 80％的钠来自烹调或含盐高的腌制品，因此限盐首先要减少烹调用盐及含盐高的调料，少食各种咸菜及盐腌食品。

表 13-1 成人糖尿病每日热能供给量(kcal/kg 标准体重)

劳动(活动)强度	消瘦	理想肥胖
重体力劳动(如搬运工)	45～50	40～35
中体力劳动(如电工安装)	40	30～35
轻体力劳动(坐式工作)	30～35	20～25
休息状态(如卧床)	25～30	15～20

标准体重(kg)＝身高(cm)－105;理想体重:标准体重±10%;消瘦:低于 20%标准体重;肥胖:高于 20%标准体重。

二、运 动

对于糖尿病患者,运动是基础治疗之一,无论以往的糖尿病治疗指南还是最新的指南,运动都是在药物治疗前不可缺少的部分。运动可以消耗能量降低血糖,而且定时定量运动可以改善骨骼肌对胰岛素的敏感性从而降低血糖。运动量、运动方式要因人而异,对于单纯糖尿病患者,运动量的选择主要是根据心率来调整,一般来说运动期内心率的简单算法是 170－年龄。但对于合并有缺血性心血管病的患者,不宜进行高强度的运动锻炼,可以进行散步或者打太极拳等活动。一项对进行了 3 个月太极拳锻炼的 40 例 2 型糖尿病患者的研究发现:太极拳锻炼不仅能有效降低 2 型糖尿病患者的血糖水平,还能提高胰岛素水平,增加胰岛素受体数目,尤其是增加了低亲和力胰岛素受体数(r2)和低亲和力胰素受体容量(R1)。也就是说,太极拳运动可能促进了胰岛细胞的分泌能力,并提高胰岛素受体的敏感性。无论进行何种运动,持之以恒最为重要。

三、血糖监测

血糖监测对于糖尿病患者来说是至关重要的，理想的血糖控制是减少并发病降低死亡率的关键所在。但对于合并有心血管病的糖尿病患者来说，血糖的监测不仅要关注高血糖，更应该注重低血糖事件。更多的证据表明，频繁的发生低血糖可能对患者的打击更大，尤其是合并有心血管病的患者。最近的一项大型临床实验 ACCORD 研究，因强化降糖治疗组患者死亡率显著增加而提前终止了实验，而死亡率的增加经专家分析与研究对象合并心血管病有关。尽管自 UKPDS 以来的 30 年间众多的研究结果显示，强化血糖控制在预防糖尿病并发病上的积极作用，但强化降糖所带来的低血糖风险越来越引起人们的重视。目前，对于合并心血管病的糖尿病患者血糖控制目标还没有公认的标准，但普遍认为对这类患者的血糖不需严格控制，而且应该尽量避免低血糖的发生。

（范　乐）

参 考 文 献

1. 中国胆固醇教育计划教材编写委员会．中国胆固醇教育计划全国培训教材(第三版)．上海：同济大学出版社，2006.
2. 中国营养学会．中国居民膳食指南．拉萨：西藏人民出版社，2008.
3. 中国医师协会心血管内科医师分会，中国医师协会循证医学专业委员会．心血管病防治指南和共识 2007．北京：人民卫生出版社，2007.
4. 中华医学会糖尿病学会．中国 2 型糖尿病防治指南 2007 年版．中华医学杂志，2008，18.
5. 中华医学会糖尿病学分会代谢综合征研究协作组．中华医学会糖尿病学分会关于代谢综合征的建议．中华糖尿病杂志，2004，12，3：156-161.
6. 沈潞华．高血压合并冠心病的合理用药．中国社区医师，2010，07：8.
7. 刘文玲．2008 年欧洲心肌病分类共识解读．北京大学人民医院．
8. 黄振文．糖尿病、糖尿病性心肌病与心力衰竭．北京：人民军医出版社．
9. 沈卫峰，宁 光．糖尿病与心血管病——基础和临床．上海：上海科技教育出版社，2006.
10. 张代富主译，胡大一主审．糖尿病与心血管病．北京：人民卫生出版社，2006.
11. 孙丰雷主译．糖尿病与心血管病．济南：山东科学技术出版社，2008.
12. 林曙光主编．当代心血管病学新进展 2009．北京：人民军医出版社，2009.
13. 胡大一，王长华，许玉韵．糖尿病与心血管病．北京：人民军医出版社，2006.
14. 王宏涛．糖尿病合并高血压的病因及研究机制研究进展．医学综述，2006，12(8)：471-473.
15. 傅一明．胰岛素抵抗的研究新进展．新医学，1999，30(12)：733-734.
16. 刘国仗，于汇民．高血压合并糖尿病的治疗．中国心血管病杂志，2002，7(2)：80-89.
17. 孙丰雷主译．糖尿病与心血管病(第二版)．济南：山东科学技术出版社,2008.

18. 田杰,杜小兵,范忠才,等. 高血压病胰岛素抵抗患者血内皮素和一氧化氮变化. 重庆医学,2004,33(1):34-35.

19. 林　兰. 中西医结合糖尿病学. 北京:中国医药科技出版社,1999.

20. 林　兰. 现代中医糖尿病学. 北京:人民卫生出版社,2008.

21. 江聪扬,吴　宾. 达美康配合六味地黄丸治疗 2 型糖尿病合并高血压疗效观察. 海峡医学,2000,12(1):83-84.

22. 李明煜. 中西医结合治疗老年糖尿病性高血压 64 例临床观察. 河南中医学院学报,2003,18(2):49-50.

23. 付　伟,林　青. 中药与转换酶抑制剂治疗 2 型糖尿病并发的高血压临床观察. 中医药信息,2000,(3):35.

24. 胡方林,陈大舜. 左归双降方对实验性糖尿病合并高血压大鼠糖代谢和血压的影响. 湖南中医学院学报,2000,20(3):14-16.

25. 于　洋. 太极拳锻炼对 2 型糖尿病合并高血压疗效影响的机制探讨. 沈阳体育学院学报,2004,23(3):445-446.

26. Sowers JR, Epstein M, Frohlich ED. Diabetes, hypertension, and cardiovascular disease: an update. Hypertension 2001, 37: 1053-1059.

27. Gress TW, Nieo J, Shahar E, et al. Hypertension and antihapertensive therapy as risk factors for type 2 diabetes mellitus. N Engl J Ned 2000, 342: 905-912.

28. Centers for Disease Control and Prevention. National Diabetes Fact Sheet: General Information and National Estimates on Diabetes in the United States 2000. Atlanta, GA: US Dept of Health and Human Services, Centers for Disease Control and Prevention, 2002.

29. Quyyumi AA, Dakak N, Andrews NP, et al. Nitric oxide activity in theatherosclerotic human coronary circulationJ]. J Am Coll Cardiol, 1997, 29(2): 308-317.

30. Paulus WJ, Frantz S, Kelly RA. Nitric oxide and cardiac contractivity inhuman heart failure: Time for reappraisal[J]. Circulation, 2001, 104 (19): 2260-2262.

31. Frohlich ED. INS and INS resistance：inpact on blood pressure and cardiovascular disease. Medical Clinics N Am 2004，88：63-82.
32. Nathan DM，et al. Diabetes Care. 2006，29(8)：1963-1972.

图书在版编目(CIP)数据

糖尿病性心血管病/张燕主编.-北京:科学技术文献出版社,2011.3
(糖尿病慢性并发症中西医结合防治丛书)
ISBN 978-7-5023-6771-8

Ⅰ.①糖… Ⅱ.①张… Ⅲ.①糖尿病-诊疗 ②心脏血管疾病-诊疗
Ⅳ.①R587.1 ②R54

中国版本图书馆 CIP 数据核字(2010)第 203420 号

出 版 者 科学技术文献出版社
地 址 北京市复兴路 15 号(中央电视台西侧)/100038
图书编务部电话 (010)58882938,58882087(传真)
图书发行部电话 (010)58882866(传真)
邮 购 部 电 话 (010)58882873
网 址 http://www.stdph.com
E-mail:stdph@istic.ac.cn
策 划 编 辑 张金水
责 任 编 辑 张金水
责 任 校 对 赵文珍
责 任 出 版 王杰馨
发 行 者 科学技术文献出版社发行 全国各地新华书店经销
印 刷 者 北京国马印刷厂
版 (印) 次 2011 年 3 月第 1 版第 1 次印刷
开 本 850×1168 32 开
字 数 129 千
印 张 5.5
印 数 1～5000 册
定 价 12.00 元